Première et terminale ST2S

Sciences et techniques sanitaires et sociales

Fiches détachables BAC

Sylvie Pierre

IUFM de Lorraine

FOUCHER

Sciences et techniques sanitaires et sociales

Sommaire

Pôle « État de santé et bien-être social d'une population »

ISBN 978-2-216-11737-6 (nouvelle édition)
ISBN 978-2-216-11205-0 (1re édition)

Pôle « Politiques de santé publique, politiques sociales »

Pôle « Dispositifs et institutions sanitaires et sociaux »

Pôles transversaux « Méthodologies appliquées au secteur sanitaire et social »

Sommaire du dépliant

La notion de santé : approche individuelle

▶ ***Comment définir la santé ? Quels sont les textes qui la réglementent ?***

I. Le concept de santé

A. Définition

• Il n'existe pas une définition unique du concept de santé individuelle. Elle varie selon les progrès de la médecine, de l'évolution de la société et de ses acteurs.

• La santé est définie par l'Organisation mondiale de la santé (OMS) comme « un état complet de bien-être physique, mental et social qui ne consiste pas seulement en une absence de maladie ou d'infirmité ».

• La santé est l'équilibre et l'harmonie de toutes les possibilités de la personne humaine : biologiques, psychologiques et sociales.

• La santé n'est pas un état stationnaire. Elle évolue tout au long de la vie. Elle constitue un phénomène social autant qu'individuel.

B. Les textes fondamentaux

Le droit à la santé figure parmi les grands principes de la Constitution française. Ce droit est également affirmé en Europe et sur le plan international. Parmi ces textes, on peut citer :

– la Déclaration des droits de l'homme et du citoyen de 1789 et les préambules des Constitutions françaises du 28 octobre 1946 et 4 octobre 1958 ;

– la Déclaration universelle des droits de l'homme de 1948 ;

– la Charte sociale européenne des droits sociaux fondamentaux de 1989 et le traité d'Amsterdam de 1999 ;

– le droit est également réaffirmé sur le plan international par l'Organisation mondiale de la santé (OMS).

II. Les caractéristiques de la santé

• **La santé est un état subjectif**

Il varie suivant les individus (notion de seuil de tolérance), selon la satisfaction des besoins fondamentaux (besoins physiologiques, besoins alimentaires…) et selon les conditions de vie des individus, des groupes et leurs exigences (notion de qualité de vie).

• **La santé est un état non mesurable**
La santé est plus difficile à évaluer que les altérations c'est-à-dire les états pathologiques. Les moyens d'investigation ne sont pas fiables à cent pour cent et les normes biologiques évoluent sans cesse.
• **La santé est un état variable**
La frontière entre le normal et le pathologique est sans cesse déplacée par l'état des connaissances. L'état de santé varie d'un individu à l'autre : selon le sexe, l'âge, la catégorie sociale, la culture, l'époque, les normes de la société dans laquelle il vit.
• **La santé est un état dynamique**
L'équilibre de chacun est instable. Il faut constamment le reconquérir c'est-à-dire que l'organisme doit pouvoir réagir efficacement aux agressions dont il est victime. Chaque individu doit pouvoir s'adapter de façon autonome au changement, à l'environnement. Cette capacité à résister aux agressions relève de composantes génétiques et acquises (mode de vie, immunité…) et chacun a des potentialités différentes.

De l'hygiène publique à la promotion de la santé et la gestion des risques sanitaires

▶ ***Comment est-on passé de l'hygiène publique à la promotion de la santé et la gestion des risques sanitaires collectifs ?***

I. Approche historique

A. Les premières lois

• Suite à de graves épidémies de peste survenues en France, un Conseil supérieur de santé est créé par l'ordonnance du 7 août 1822. Il prend le nom de Comité consultatif d'hygiène publique en 1848.

• La première loi de santé publique est promulguée le 15 février 1902 et fixe les règles en matière d'hygiène publique, d'exercice de la médecine et de la pharmacie, des conditions d'exploitation ou de vente des eaux minérales… Ses missions actuelles sont redéfinies par le décret du 27 mars 1997.

B. Les bureaux municipaux d'hygiène sociale

• En France, les premiers bureaux municipaux d'hygiène sociale sont créés à partir de 1879 sous l'impulsion de médecins et hommes politiques. Leur but est de lutter contre l'insalubrité des logements et de la propagation de la tuberculose, de surveiller et organiser les désinfections, les vaccinations, les eaux potables…

• Dans la loi municipale de 1884 et celle de santé publique de 1902, le maire détient de nombreuses compétences en matière d'hygiène publique.

• Des organismes privés se constituent pour éduquer un public ciblé : le comité de lutte antituberculeuse en 1916, la ligue nationale contre le cancer en 1918…

• En 1920 apparaît le premier ministère de l'Hygiène, de l'Assistance et de la Prévoyance sociale.

II. Le système de prévention

A. Une lente émergence

• Le premier système de prévention en France est constitué à partir de 1945 (création de la Sécurité sociale) : création des centres interdépartementaux d'éducation sanitaire, commission d'éducation sanitaire au conseil permanent d'hygiène sociale...

• Le code de la santé publique créé en 1953, a été refondu par une ordonnance en 2000 pour la partie législative et par cinq importants décrets pour la partie réglementaire entre 2003 et 2005. Il est mis à jour régulièrement.

B. L'éducation à la santé

• Elle apparaît dans les années 1950 afin de prendre en compte le vécu des individus et de changer leurs comportements face à leur santé.

• Avec la création du Comité français d'éducation à la santé (CFES), des comités régionaux (CORES) et départementaux (CODES) dans les années 1970, puis des instances régionales d'éducation et de promotion de la santé (IREPS), le mouvement s'accentue. Des campagnes de prévention en direction du grand public sont diffusées par les médias.

• En 1980 sont créés les Observatoires régionaux de santé (ORS) organismes d'études dont la mission générale est l'aide à la décision dans le domaine sanitaire et social.

• En 1984, l'OMS introduit un nouveau concept : la promotion de la santé qui met l'accent sur l'implication des collectivités dans la gestion de la santé. En 1986, la charte d'Ottawa assure la reconnaissance de la promotion de la santé dans le monde.

• En 1998, la veille sanitaire est renforcée par la création de trois agences : Institut de veille sanitaire (InVS), Agence française de sécurité sanitaire des produits de santé (AFSSPS) et l'Agence française de sécurité sanitaire des aliments (AFSSA).

• La loi de 2002 crée l'Agence française de sécurité environnementale. La loi du 9 août 2004, relative à la politique de santé publique, renforce la responsabilité de l'État en matière de santé publique.

La veille sanitaire

▶ ***Qu'entend-on par veille sanitaire? Quels sont ses champs d'actions, ses moyens et ses partenaires?***

I. La notion de veille sanitaire

A. Causes

L'émergence et la réapparition de maladies, du fait de la mondialisation des échanges, des changements du climat et de la biodiversité, ont provoqué des crises sanitaires de grande ampleur (grippe aviaire, chikungunya…). Ces situations ont contribué à faire évoluer la sécurité sanitaire.

B. Définition

La veille sanitaire est l'action de surveiller l'état de santé d'une population afin de prévenir des menaces d'une épidémie.

II. Rôle et acteurs du dispositif

Les lois de 1998 et de 2001 ont structuré la veille sanitaire autour d'un certain nombre d'organismes.

A. L'Institut de veille sanitaire (InVS)

• Créé en 1998, l'Institut de veille sanitaire (InVS) est un établissement public placé sous la tutelle du ministère de la santé.
• Il met à la disposition du ministre chargé de la santé les informations issues de la surveillance et de l'observation de la santé des populations, nécessaires à l'élaboration et à la conduite de la politique de santé.
• Il a pour missions la surveillance et l'observation permanentes de l'état de santé de la population. À ce titre, il participe au recueil et au traitement de données sur l'état de santé de la population à des fins épidémiologiques, en s'appuyant notamment sur des correspondants publics et privés faisant partie d'un réseau national de santé publique.
• L'InVS participe aux plans et programmes de santé publique. Ses principaux champs d'intervention sont :
– les effets de l'environnement : pollution, canicule, etc.;
– les maladies chroniques et les traumatismes : cancer, accidents… ;
– les maladies infectieuses : hépatites, sida, infections nosocomiales…

B. L'Agence française de sécurité sanitaire des produits de santé (AFSSAPS)

Elle a pour mission d'assurer le contrôle de la sécurité sanitaire des produits de santé (médicaments, sang, greffes, dispositifs médicaux, etc.). Le système national de matériovigilance relève de cette agence. L'AFSSAPS est dotée de pouvoirs de contrôle et dispose à cet effet d'un corps d'inspection. C'est un établissement public rattaché au ministère de la Santé.

C. L'Agence française de sécurité sanitaire des aliments (AFSSA)

Elle évalue les risques alimentaires dont l'eau. Établissement public placé sous la tutelle du ministère de la Santé, du ministère de l'Agriculture et de celui chargé de la Consommation, cette agence a compétence sur le risque alimentaire, mais aussi les questions de santé animale et sur le contrôle des médicaments vétérinaires.

D. L'Agence française de sécurité sanitaire de l'environnement et du travail (AFSSET)

Son action concerne la sécurité environnementale (loi du 9 mai 2001) et les risques en milieu professionnel depuis le 1er septembre 2005.

E. Le comité national

Instance de coordination, il est composé de représentants de l'AFSSAPS, l'AFFSA, l'InVS, l'AFSSET, des ministères de tutelle. Il est chargé de la coordination des politiques scientifiques des différents organismes.

F. L'agence des Systèmes d'information partagés de santé (ASIP)

Créée en 2009, elle développe les systèmes d'information (Internet…).

III. Intérêts et limites de la veille sanitaire

- Des alertes tardives (canicule en 2003, chikungunya en 2005) ont entraîné des crises sanitaires graves. Des progrès sont faits : plans blancs (plans d'urgence visant à faire face à une activité accrue d'un hôpital lors d'un accident, d'une épidémie, d'une catastrophe), plan bleu pour les personnes âgées, plan canicule (2010).
- Des difficultés persistent néanmoins : la mobilisation des professionnels de santé dans un temps très court, le stockage des traitements n'est pas toujours efficace.
- La loi du 5 mars 2002, relative à la préparation du système de santé à des menaces sanitaires de grande ampleur a créé un corps de réserve sanitaire (professionnels de santé).
- Le plan hôpital 2012 intègre des dispositions spécifiques aux risques de grande ampleur (grippe aviaire,…).

La notion de santé publique

▶ ***Qu'est-ce que le concept de santé publique ? Quels sont les principes d'organisation ? Quels sont les acteurs nationaux ?***

I. La notion de santé publique

A. Définition

La santé publique consiste à prendre en charge collectivement la santé de la population dans son milieu de vie qu'il s'agisse de soins, de prévention, d'éducation ou d'hygiène sociale.

Un problème est dit de santé publique s'il remet en cause l'équilibre et le fonctionnement de la société par son importance ou ses conséquences : par exemple, en France actuellement, les cancers, les accidents de la route, les conduites addictives (alcoolisme, tabagisme), l'obésité.

B. Étendue

La santé devient publique lorsque les problèmes sont envisagés à l'échelle d'une population.

II. Pilotage et coordination au plan national

• **Le Haut conseil de la santé publique** (HCSP) contribue à la définition des objectifs pluriannuels de santé publique en établissant un rapport annuel sur les problèmes de santé de la population et les facteurs susceptibles de l'améliorer.

• **Le Comité national de santé publique** (CNSP) est une instance de coordination interministérielle et de gestion politique.

• **L'Institut national de prévention et d'éducation pour la santé** met en œuvre les programmes de santé publique, exerce une fonction d'expertise et de conseil en matière de prévention et promotion de la santé.

• **L'Institut de veille sanitaire** (InVS) surveille de façon permanente la santé de la population par le recueil et le traitement de données à des fins épidémiologiques.

• **La conférence nationale de santé**, organe consultatif placé auprès du ministre chargé de la santé, a pour mission de déterminer les priorités de santé publique et les orientations pour la prise en charge des soins.

• **L'Institut national de la santé et de la recherche médicale** (Inserm) a pour mission de recueillir, de centraliser, de mettre à jour des informations sanitaires, de publier des travaux de recherche dans le domaine biomédical.

• **Le réseau national de santé publique** a pour rôle l'amélioration de la connaissance, de l'observation, de la surveillance épidémiologique

• **L'Agence nationale d'accréditation et d'évaluation en santé** (ANAES) a pour mission l'évaluation, l'accréditation et l'analyse de l'activité des établissements de santé.

La politique de santé publique à l'échelon régional

▶ ***Quels sont les principes d'organisation au plan régional? Quels sont les acteurs de la politique de santé publique?***

I. L'organisation régionale

A. Le pouvoir de décision

• Le préfet de région arrête le Plan régional de santé publique, ensemble coordonné de programmes et d'actions pluriannuels dans la région, après consultation de la Conférence régionale de santé en tenant compte des particularités locales.

• Depuis la loi du 21 juillet 2009 (HSPT), les agences régionales de santé (ARS) assurent le pilotage unifié de la santé dans chaque région, afin de mieux répondre aux besoins et d'accroître l'efficacité du système. Elles assurent plusieurs missions :

– détermination et animation de la politique régionale de santé et identification des problèmes prioritaires;

– organisations des relations administratives avec les professionnels de santé;

– évaluations des objectifs de santé publique fixés par l'État en accord avec les caisses de Sécurité sociale;

– coordination des hôpitaux, de la médecine de ville (généralistes et spécialistes) et du secteur médico-social (maisons de retraite…).

Les agences régionales de santé regroupent 7 structures (ARH, DRASS, DDASS, URCAM et une partie de l'activité des CRAM) et sont responsables de l'organisation de l'offre de soins et de développement de la prévention et de la promotion de la santé à l'échelle du département.

• L'ARH initie avec l'aide des CROSS la planification sanitaire. Celle-ci permet de prévoir et de susciter les évolutions nécessaires de l'offre de soins afin de l'adapter à la demande de santé.

B. Le projet régional de santé (PRS)

Le PRS s'inscrit dans les orientations de la politique nationale de santé et définit les objectifs pluriannuels de l'Agence régionale de santé ainsi que les mesures destinées à les atteindre (répartition des installations, complémentarité des activités, fusion, fermeture de services…).

Le travail d'élaboration du PRS est collectif, associant l'ensemble des acteurs de la santé dans la région. Il implique aussi les collectivités locales et les usagers du système de santé.

Le PRS assure une cohérence de l'ensemble de l'action publique régionale sur le champ de la santé. L'enjeu principal du PRS est de développer, en cohérence avec le parcours de vie des personnes, des coopérations transversales entre promotion de la santé, prévention médicalisée, soins ambulatoires, soins hospitaliers et prises en charge médico-sociales.

C. Les outils

Ils sont nombreux : du **plan stratégique régional de santé** (PSRS) qui définit les priorités de santé de la région et les objectifs associés pour les cinq prochaines années. Des territoires de santé sont définis ; des **schémas d'organisation** (schéma régional de prévention, schéma régional d'organisation des soins, schéma régional d'organisation médico-sociale) ; des **programmes ou plans d'actions** déclinant les modalités d'application des schémas (programme régional de gestion du risque, PRAPS [Programme régional d'accès à la prévention et aux soins], programme relatif à la télémédecine, programmes territoriaux de santé).

D. Expertise et concertation

La conférence régionale de santé est chargée de la concertation des acteurs de santé de la Région. Elle veille au respect des droits des malades et des usagers du système de santé. Elle est consultée par le représentant de l'État lors de l'élaboration du plan régional de santé publique.

II. Mise en œuvre

- Création des Groupements régionaux de santé publique (GRSP), sous forme de groupements d'intérêt public regroupant les financeurs et les acteurs de la santé publique dans la région, chargés de mettre en œuvre le PRSP.
- La région est définie comme le niveau territorial optimal du partenariat des acteurs de santé et de l'optimisation de l'emploi des ressources. Le GRSP est l'outil de la mise en œuvre de la politique de santé nationale adaptée aux spécificités régionales par le Plan régional de santé publique.
- L'ARH organise la régulation publique de l'offre de soins par les contrats d'objectifs et de moyens, l'accréditation et les autorisations ; elle alloue les moyens du secteur hospitalier et arrête les projets régionaux de santé.
- L'URCAM (Union régionale des caisses d'assurance maladie) participe à la politique de santé publique.

La politique de santé publique à l'échelle nationale

▶ ***Qu'est-ce que la santé publique ? Quel est son champ d'intervention ?***

I. Contexte

A. Évolution du concept

• L'évocation de la santé par l'approche curative individuelle fait référence à la médecine moderne.
• Celle de la santé publique n'est toujours pas claire. L'OMS, en 1952, définit la santé publique comme l'art et la science de prévenir les maladies, de prolonger la vie, d'améliorer la santé physique et mentale des individus par les moyens d'actions collectives (assainir le milieu, lutter contre les épidémies, les maladies contagieuses, etc.).
• En 1973, l'OMS élargit la notion de santé publique pour évoquer les problèmes concernant la santé d'une population, l'état sanitaire d'une collectivité, les services sanitaires généraux et l'administration des services de soins.
• C'est à cette époque que la santé publique devient une discipline autonome qui s'occupe de la santé globale sous tous ses aspects : curatifs, préventifs, éducatifs et sociaux. L'ensemble nécessite une gestion administrative indépendante.
• Si la réponse curative est simple à définir : il s'agit de lutter contre la maladie, quel qu'en soit le stade de développement, la réponse en termes de santé publique repose sur des fondements différents.
• La santé publique doit contribuer à améliorer l'efficacité et l'efficience du marché des soins et réduire les risques, en termes d'apparition ou de réapparition d'une maladie.

B. Champ d'intervention

• Progressivement, la santé publique s'est étendue à l'ensemble des interventions concernant la santé des personnes et des collectivités, et dépasse ainsi le champ de la médecine pour s'intéresser à l'économique et au social.
• Son intervention porte sur la santé mais aussi sur les facteurs qui concourent à la modifier. Pour cela, elle fait appel à un ensemble de méthodes issues de disciplines variées (histoire, économie, sociologie,…).

II. Le dispositif législatif

A. La loi de santé publique

• La prise en compte de la santé d'un groupe induit de se fixer des objectifs et des actions en direction de ce groupe.

• Le code de la santé publique définit les principaux objectifs de la politique de Santé publique et prévoit une loi qui réajuste ces objectifs tous les cinq ans.

• La loi du 9 août 2004 relative à la politique de santé publique fixe les priorités en matière de prévention et de sécurité sanitaire. Elle affirme pour la première fois la responsabilité de l'État en matière de santé publique.

Le texte, qui propose une centaine d'objectifs pour les cinq années à venir, vise à réduire la mortalité et la morbidité évitables, et à diminuer les disparités régionales en matière de santé en information et éduquant des publics spécifiques.

B. Les plans nationaux de santé publique

Cinq plans nationaux sont prévus pour la période 2009-2010 :

– santé par populations (santé des jeunes de 16 à 25 ans, autisme, drogues et toxicomanies, contraception, psychiatrie et santé mentale…) ;

– maladies chroniques (cancer, Alzheimer, soins palliatifs, douleur…) ;

– risques infectieux (VIH et sida, hépatite…) ;

– santé environnementale (santé environnement, accidents de la vie courante…) ;

– plans de préparation et de gestion des alertes sanitaires (plan blanc, canicule…).

C. Les acteurs

La politique de santé publique a pour priorité l'accès à la prévention et aux soins des populations fragilisées.

Les acteurs de la politique de santé publique sont diversifiés : les pouvoirs publics, les professionnels de santé, les caisses d'assurance maladie, les acteurs économiques (entreprises et salariés), les malades et usagers, les collectivités territoriales, les établissements et institutions sanitaires, sociaux et médico-sociaux, et les associations.

L'influence des normes sociales sur les concepts de santé et de bien-être social

▶ ***Qu'est-ce qu'une norme sociale ? Quelle est l'influence des normes sociales sur la santé et le bien-être social ?***

I. La notion de norme sociale

A. Définition

• Une norme sociale est une règle partagée par un grand nombre d'individus. Les normes sociales sont plus ou moins explicites.

• Les normes peuvent changer dans le temps du fait d'avancées scientifiques ou de lois (ex. : mode de couchage du nourrisson, conseils alimentaires, prise en charge de la douleur, code de la route, législation sur l'alcool, etc.).

• Une fois établies, les normes constituent un système de référence commun destiné à harmoniser les conduites, même si elles induisent une certaine uniformité. Elles traduisent et renforcent la cohésion en créant une identification des individus au groupe.

B. L'influence des normes

• La promotion de la santé, comme l'ensemble de la santé publique, est très normative. Avec l'épidémiologie, elle définit les critères qui déterminent le normal et la pathologie et amène à une construction du concept de santé basée sur des normes.

• Elle induit des valeurs implicites telles que le respect de l'autonomie, la justice sociale, la responsabilité, la non-malfaisance, le bien commun, la liberté, l'antipaternalisme.

Exemple : dans le cadre de programmes de prévention des abus et négligences envers les enfants, le fait de choisir comme objectifs la promotion de l'attachement parent-enfant, présupposent une valorisation de la responsabilité personnelle.

• La promotion de la santé définit les risques (comportements ou expositions).

• Certaines normes ont une influence positive :
– ne pas fumer ;
– manger équilibré ;
– utiliser un contraceptif ;
– respecter les règles d'hygiène, etc.

• D'autres normes ont une influence négative :
– consommer de l'alcool sans modération;
– pratiquer l'excision;
– utiliser des drogues illicites;
– ne pas scolariser les filles;
– admettre le travail des enfants dans certains pays.

II. Les enjeux

• Les méthodes en santé publique ne doivent pas utiliser des approches basées sur l'endoctrinement, c'est-à-dire des interventions qui imposent des valeurs sans solliciter le jugement libre et indépendant du citoyen.
• Les promoteurs de projets d'éducation à la santé doivent s'interroger sur les références implicites qui guident leur action (place du sujet, objectif visé, méthode employée, données scientifiques, normes véhiculées).

Les indicateurs démographiques de santé

▶ ***Qu'est-ce qu'un indicateur démographique ? À quoi sert-il ?***

I. Les indicateurs démographiques

A. Définition

Les indicateurs démographiques sont des données chiffrées qui permettent d'évaluer l'état général d'une population et son évolution sur une période donnée.

B. La source des indicateurs

• Le recensement permet de mesurer les évolutions démographiques. Il sert à l'établissement de projets d'intérêt général, ou aux projets d'implantation d'équipements sanitaires et sociaux. Il permet aussi de planifier la vie sociale.

• Estimations localisées de population : depuis janvier 2004, le recensement, au lieu d'être organisé tous les huit ou neuf ans devient annuel. Les communes de plus de 10000 habitants réalisent une enquête de recensement tous les cinq ans (1/5 des communes chaque année).

• De nombreux textes législatifs se réfèrent au recensement :

– financement des collectivités territoriales et aménagement de services publics (hôpitaux,...), contrat de plan État-régions... ;

– outil de décision pour des acteurs privés (équipements, marché potentiel...) ;

– registres d'état civil : dénombrement exhaustif des naissances, décès, mariages, divorces ;

– enquêtes spécifiques (nationales ou régionales).

II. Les différents indicateurs

A. Les indicateurs d'état

Ils représentent une mesure statique :

– pyramide des âges (données informatives sur la natalité, la mortalité, le vieillissement, les migrations et les faits historiques avec retentissement démographique) ;

– périodes autour de la maternité et de la natalité ;

– périnatale : 22e semaine d'aménorrhée au 7e jour de vie ;

– néonatale : naissance à fin du 1er mois de vie ;

– postnatale : 1er mois révolu à fin de la 1re année ;
– infantile : de la naissance à fin de la 1re année.

B. Les indicateurs de mouvement

Ils représentent une mesure dynamique :
– la natalité est l'ensemble des naissances dans une population pour une année déterminée (valeur absolue). Le taux de natalité est le nombre de naissances vivantes pour 1 000 habitants pour une année donnée (valeur relative). Le taux de fécondité est le nombre moyen d'enfants par femme en âge de procréer (15-49 ans) ;
– la mortalité est l'ensemble des décès dans une population pour une année donnée (valeur absolue). Le taux brut de mortalité est le nombre de décès pour 1 000 habitants pour une année donnée (valeur relative) ;
– l'espérance de vie à la naissance représente la durée de vie moyenne. L'espérance de vie à l'âge *x* est le nombre moyen d'années restant à vivre au-delà de cet âge.

III. Enjeux

- L'évolution de la population dépend de deux facteurs : le solde naturel et le solde migratoire.
- Le solde naturel est la différence entre le nombre de naissances et le nombre de décès. Si cette différence est positive, il y aura accroissement naturel.
- Le solde migratoire est la différence entre le nombre de personnes rentrant sur le territoire français et le nombre de personnes en sortant. Si cette différence est positive, il y aura accroissement migratoire.
- Cette évolution a un impact sur les régimes de retraite, les modes de prise en charge des populations âgées…

Les indicateurs sanitaires de santé

▶ ***Quels sont les indicateurs sanitaires? Quel est l'intérêt et la relativité des indicateurs sanitaires?***

I. Les indicateurs de santé

A. Contexte

La santé est très difficile à mesurer, son évaluation se fait essentiellement à travers l'étude des indicateurs et des déterminants de santé.

B. Définition

Les indicateurs de santé sont des éléments statistiques visant à évaluer une situation (ex. : état de santé d'une population) sur un plan qualitatif et quantitatif. On distingue les données de mortalité établies à partir des certificats de décès et les données de morbidité.

II. Les différents types d'indicateurs

- **L'espérance de vie**

L'espérance de vie à la naissance est le nombre moyen d'années que peut espérer vivre une personne née aujourd'hui. Elle est toujours formulée en années, en fonction d'un âge déterminé.

- **L'espérance de vie sans incapacité (EVSI)** est la durée moyenne de vie d'une population sans incapacité sévère ou modérée; c'est une approche qualitative de l'espérance de vie.
- **La mortalité**

Le taux brut de mortalité est le rapport, exprimé en pour mille (°/∘∘), entre le nombre de décès d'une année donnée et la population moyenne du pays durant la période (au milieu de cette période).

- **L'indice de mortalité générale** est le taux de mortalité générale = (nombre de décès en une année / population moyenne de l'année) × 1 000. Taux de mortalité par âge = (nombre de décès en une année dans une classe d'âge) / population moyenne de cette classe d'âge pendant la même année) × 1 000.
- **Le taux de mortalité prématurée** est la proportion de décès survenant avant l'âge de 65 ans.
- **Le taux de mortalité infantile** est la proportion d'enfants qui meurent avant d'avoir atteint l'âge d'un an (exprimé pour 1 000 naissances).
- **La morbidité (incidence et prévalence)**

La morbidité est l'ensemble des troubles pathologiques touchant un groupe d'individus pendant une période donnée; on distingue la morbidité ressentie par l'individu, celle diagnostiquée par le médecin au cours de l'examen clinique, celle décelée par les examens standardisés.
L'incidence dénombre les nouveaux cas survenus au cours d'une période donnée.
La prévalence est le nombre de personnes atteintes par une pathologie dans une population donnée à une période donnée; la prévalence indique toutes les personnes atteintes d'une même maladie à un moment donné.
• **Les autres indicateurs** concernent le personnel, l'équipement sanitaire ou la consommation médicale. La **consommation médicale** est un indicateur relatif car il n'y a pas toujours de corrélation entre un niveau de santé et une consommation médicale. Le niveau de consommation médicale est lié à des potentialités économiques, à des systèmes de protection sociale, à une technicité de soins, à une démographie médicale...

III. Les indicateurs de bien-être social

Ces indicateurs sont très variables selon les organismes qui les recensent et selon les pays.
Certains indicateurs concernent le marché du travail, l'éducation, les revenus, l'habitat, les loisirs, la santé, la sécurité, l'environnement... Exemples : taux de criminalité, taux de pauvreté, nombre d'élèves scolarisés, nombre de suicides, etc.

Les indicateurs économiques et sociaux de santé

▶ ***Qu'est-ce qu'un indicateur économique, social? Quel est leur intérêt et leur relativité?***

I. Contexte

• L'élargissement et l'approfondissement du champ de la politique sociale, les impératifs de la politique économique ont imposé aux pays développés, depuis la fin de la Seconde Guerre mondiale, le recours à des instruments d'analyse et de mesure coordonnés et perfectionnés.
• L'OCDE (Organisation pour la coopération et le développement économique) a mis au point toute une gamme d'indicateurs sociaux pour aider les pays : la base de données sur les prestations et salaires, la base de données sur les indicateurs sociaux et la base de données sur les dépenses sociales, les politiques liées à la famille, aux personnes handicapées ou malades, et aux retraités ou aux personnes désavantagées.

II. Les différents types indicateurs

A. Les indicateurs économiques

Ils permettent d'évaluer la situation économique d'un pays (par exemple : le Produit intérieur brut, le taux de chômage, les écarts de rémunération entre les femmes et les hommes…).

B. Les indicateurs sociaux

Les indicateurs sociaux sont des mesures statistiques permettant d'observer le niveau et les variations dans le temps d'une préoccupation sociale fondamentale. Quel est le taux de mortalité ou de chômage? Diminue-t-il?

Ils permettent de mesurer la qualité de vie de la population. Ils sont définis par l'OCDE, sont nombreux et variés et concernent tous les aspects de la vie sociale.

III. Intérêt et relativité des indicateurs économiques et sociaux

A. Limites des indicateurs économiques

• Les indicateurs sont utilisés par les pouvoirs publics et les acteurs du domaine sanitaire et social afin d'orienter les choix en matière de politique de santé publique, de politique sociale, familiale, d'aménagement du territoire...

• Les indicateurs ne sont pas fiables à 100 %. D'une part, les méthodes de calcul différent selon les organismes qui les élaborent et selon les pays, d'où des variations de données. D'autre part, certains indicateurs ne reflètent pas toujours la réalité économique et sociale.

• La domination des critères économiques a, depuis les années 1970, fait l'objet de critiques d'acteurs divers : économistes, altermondialistes, etc.

• La contestation est d'ordre social mettant en évidence les limites de la croissance qui ne mène pas forcément au progrès social, et d'ordre environnemental (la croissance peut détruire ou épuiser les ressources naturelles).

• La mesure du PIB ne prend pas en compte la répartition des richesses, les inégalités, la pauvreté, la sécurité économique qui sont pourtant des dimensions du bien-être à l'échelle d'une société.

B. L'Indice de développement humain (IDH)

• Des théoriciens ont tenté de définir les principes de satisfaction du bien-être social. Les notions de développement humain et de capital social sont apparues. Ces indicateurs sont utilisés par les organisations internationales.

• L'IDH est un indice statistique créé en 1990 par le Programme des Nations unies pour le développement (PNUD). Il évalue le niveau de développement humain des pays du monde.

• L'IDH est un indice quantifiant :

–la santé /longévité qui permet de mesurer indirectement la satisfaction des besoins matériels essentiels tels que l'accès à une alimentation saine, à l'eau potable, à un logement décent, à une bonne hygiène et aux soins médicaux;

– le savoir ou niveau d'éducation (taux d'alphabétisation adulte, taux de scolarisation);

– le niveau de vie (PIB par habitant).

Niveaux de santé et de bien-être social des populations

▶ ***Qu'est-ce que le bien-être social ? Comment définit-on les besoins d'un individu ?***

I. Le bien-être social

A. Définition

Le bien-être social désigne le fait pour un individu, d'être bien, d'avoir satisfait ses besoins essentiels et d'être exempt d'inquiétude.

B. Évolution du concept

• Dans les années 1960-1970, en France, l'évaluation du bien-être social reposait surtout sur des données économiques comme la richesse nationale (mesurée par le PIB, produit intérieur brut, c'est-à-dire la richesse créée pendant une année dans un pays) ou le pouvoir d'achat des ménages (niveau de vie).

• Certaines approches sont centrées sur l'individu et ne prennent pas en compte les aspects collectifs du développement social (John Raws 1921-2002).

• Pierre Bourdieu (1930-2002) a développé la notion de capital social définit comme l'ensemble des ressources relationnelles, culturelles et symboliques d'une société auxquelles l'individu peut recourir pour améliorer sa situation économique et accroître son pouvoir social.

II. La qualité de vie

Elle se définit par plusieurs dimensions :

État physique	autonomie, capacités physiques
Sensations somatiques	symptômes, conséquence des traumatismes ou des procédures thérapeutiques, douleurs
État psychologique	émotivité, anxiété, dépression
Statut social	relations sociales et rapport à l'environnement familial, amical ou professionnel

III. Définition des besoins

Comme pour la santé, l'homme doit satisfaire certains besoins pour atteindre un état satisfaisant. La pyramide de Maslow est une classification hiérarchique des besoins humains (besoins primordiaux, de sécurité, d'appartenance, d'estime de soi, de réalisation de soi).

La pyramide de Maslow

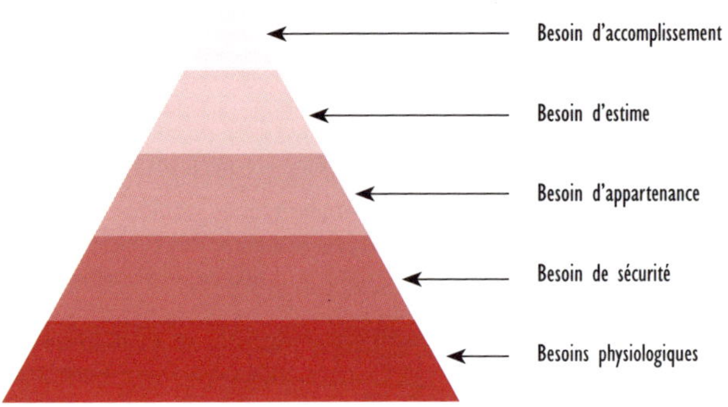

Les différents déterminants de santé

▶ ***Qu'est ce qu'un déterminant de santé? Quelles sont les catégories de déterminants? Quelle est leur influence sur la santé?***

I. Les déterminants de santé

A. Définition

• Les déterminants de santé sont les facteurs qui ont une influence sur l'état de santé ou le bien-être social d'un individu ou d'une population.

• Les déterminants peuvent être négatifs, c'est-à-dire qu'ils favorisent l'apparition d'une maladie ou la survenue d'un accident, ou positif, c'est-à-dire qu'ils permettent à un individu de se maintenir en bonne santé ou de retrouver un état de santé satisfaisant.

• Les déterminants sont liés aux comportements (alimentation équilibrée, pratique sportive…) ou à l'organisation du système de santé (politiques de santé publique, promotion de la santé, prise en charge de la dépendance…).

• Il existe un très grand nombre de déterminants. Ils peuvent être classés par catégories.

B. Les catégories de déterminants

• **Les déterminants biologiques ou génétiques** : ils sont inscrits dans le patrimoine génétique d'un individu et ne sont pas modifiables par lui. Ils peuvent être innés (ex. : maladie génétique) ou acquis (ex. : couverture vaccinale).

• **Les déterminants liés aux modes de vie et aux comportements**

L'hygiène de vie et les comportements défavorables comme la consommation d'alcool, de tabac ou de drogues, la sédentarité, les mauvaises habitudes alimentaires, les comportements sexuels à risques, conditionnent largement la santé (ex. : les causes de certains cancers sont liés à des comportements individuels à risque).

• **Les déterminants liés à l'environnement** : tous les individus subissent l'influence de facteurs extérieurs sans pouvoir les maîtriser. L'environnement concerne le niveau socio-économique du pays, l'accès à un réseau d'eau potable, la qualité de l'air, le traitement des déchets, les caractéristiques de l'habitat ou du lieu de travail.

• **Les déterminants sociaux (socio-économiques et/ou socioculturels)** : ce sont des facteurs extérieurs à l'individu et au système de soins. Un grand nombre de problèmes sanitaires et sociaux sont liés au milieu de vie (ex. : difficultés dans l'accès aux soins).
• Les pratiques culturelles de certaines catégories de la population peuvent avoir une influence sur la santé (ex. : refus de porter un préservatif lors d'un rapport sexuel qui peut être à risque). Certaines défaillances du système de santé peuvent modifier l'état de santé de la population (ex. : absence ou insuffisance de certains spécialistes).

II. Influence des déterminants sur l'état de santé

A. Influence

Les déterminants, quelle que soit leur catégorie, ont des effets sur la santé et le bien-être social, et agissent à différents degrés plus ou moins favorables.

B. Interaction des contextes

• Les déterminants de santé sont souvent interdépendants et associés. L'état de santé et bien-être social est la résultante d'un ensemble de facteurs qui interagissent, dans un laps de temps variable.
Par exemple, les déterminants génétiques sont des éléments qui jouent un rôle dans l'apparition de pathologies également liées à des comportements socioculturels (ex. : cancers, obésité…) ou la montée de la précarisation de l'emploi entraîne la recrudescence des accidents de travail mortels.
• Il existe un lien entre problèmes de santé et problèmes sociaux. Les déterminants sociaux jouent un rôle prépondérant sur la santé (ex. : niveau d'études et de qualification, niveau de connaissance, couverture sociale…).
• Les inégalités de santé agissent sur les trajectoires professionnelles et sociales des individus et sur leur position sociale. Elles ont souvent un effet amplificateur sur les inégalités sociales.

Influence des contextes sur les niveaux de santé et de bien-être social des populations

▶ ***Quels sont les principaux contextes et quelles sont leurs influences sur la santé ? Quel est l'impact de la mondialisation ?***

I. Les contextes

A. Les contextes politiques

La réglementation mise en place par les pays joue un rôle sur l'état de santé des populations et a des effets positifs sur la réduction des pathologies ou des accidents (ex. : obligation de la vaccination, alcool au volant, dépistage obligatoire, assainissement de l'eau, lutte contre la pollution, etc.).

B. Les contextes culturels

• Certains pays ont des pratiques qui nuisent à la santé des populations (ex. : excision des jeunes filles, mariage précoce et grossesses chez de très jeunes filles entraînant des taux élevés de mortalité infantile).

• Souvent la pauvreté, la guerre, les situations de conflits ethniques sont la cause de situations défavorables à la santé (ex. : prostitution, travail des enfants, déplacements de populations, sous-alimentation, accès difficile aux médicaments génériques…).

C. Les contextes sociaux

Certaines situations sociales ont une influence sur la santé (ex. : lien entre les classes sociales et l'obésité).

II. Influence sur la santé

A. En France

• Un certain nombre de catégories sociales sont écartées des progrès sociaux du fait de la précarité de l'emploi, du chômage, de la stagnation des salaires, de l'augmentation du prix des logements, etc.

• Il y a aujourd'hui en France 7 millions de personnes qui vivent en dessous du seuil de pauvreté, dont un million d'enfants, ce qui implique forcément des conséquences pour la santé des individus (ex. : obésité, manque d'accès aux soins,…).

B. Dans le monde

• À l'échelon mondial, on distingue les populations « Nord » et « Sud ». La cartographie Nord-Sud est établie à l'aide du PIB/habitant, du PNB et de l'IDH (Indice de développement humain).

• Les pays pauvres, que l'on appelle parfois le tiers-monde, se trouvent au Sud et voient leur population augmenter rapidement alors que celle des pays riches augmente faiblement. Cependant, ces derniers attirent des migrants qui viennent des pays pauvres.

• Beaucoup de pays sont classés dans la catégorie PMA (pays les moins avancés). Ils appartiennent au continent africain.

• Parmi les facteurs de risque liés à la pauvreté : l'insuffisance pondérale, l'usage d'eau non potable, le défaut d'assainissement et d'hygiène, les pratiques sexuelles dangereuses (sida), la carence en fer et la pollution à l'intérieur des habitations due à l'usage de combustibles solides.

• En septembre 2000, la communauté internationale s´est fixée, dans la Déclaration du Millénaire, huit objectifs pour le développement. Ces objectifs vont de la réduction de moitié de l´extrême pauvreté à l´éducation primaire pour tous, en passant par l´arrêt de la propagation du VIH/sida, et ce à l´horizon 2015.

C. Le lien entre biodiversité et santé

• Si l'on prend pour exemple la nutrition, la diminution des stocks de poissons et la dégradation des agro-écosystèmes sont un facteur de malnutrition pour quelque 800 millions de personnes dans le monde. Au moins un milliard de personnes souffrent en outre de carences chroniques en micronutriments.

• Concernant l'eau potable, on peut dire que 3,2 millions de décès dans le monde sont imputables aux maladies infectieuses liées à l'eau, soit environ 6 % de la mortalité mondiale. Plus d'1 milliard de personnes sont privées d'approvisionnement en eau propre tandis que 2,6 milliards vivent dans des conditions d'assainissement qui ne sont pas satisfaisantes. Selon l'OMS, environ 500 000 personnes meurent chaque année à cause des rejets polluants. 1,6 million de personnes, pour la plupart des enfants, décèdent chaque année de maladies liées à l'eau et à un assainissement insuffisant (chiffres de l'OMS 2010).

Le cadre d'élaboration des politiques

▶ ***Qu'est-ce une politique sanitaire et sociale ? Comment sont déterminées les priorités ? Quelles sont les sources juridiques ?***

I. La notion de priorité sanitaire et sociale

A. Définition

Les politiques consistent à faire des choix et à mettre en œuvre des moyens pour atteindre ses objectifs. Exemples : lutte contre l'exclusion, politique en matière de prévention de l'obésité.

Les pouvoirs publics (État et collectivités territoriales) ont des budgets limités pour satisfaire les besoins collectifs. Les décideurs politiques doivent donc établir des priorités d'action.

B. Le processus d'élaboration des priorités

• Ce dispositif de réponse à un problème social s'appuie sur :

– la légitimité de l'action (urgence ou importance de la situation). Exemple : l'interdiction de fumer dans les lieux publics ;

– l'émergence de priorités partagées par un groupe d'acteurs (revendication d'usagers, mobilisation de collectifs, directive européenne, position politique d'un parti politique). Exemple : lutter contre l'alcool au volant ;

– le traitement de l'information relayée par les médias de masse. Exemple : la prévention du sida.

• La décision émane d'un consensus entre les solutions préconisées par les experts et la faisabilité politique et financière. Les décisions touchant à la collectivité font l'objet de débats politiques à l'Assemblée nationale et au Sénat. (Exemple : organismes génétiquement modifiés, sécurité routière, etc.).

II. Les sources juridiques

A. Au niveau national

La loi constitue la source juridique essentielle. Elle est adoptée par le Parlement, et entre en vigueur après promulgation par le Président de la République.

Le système juridique français obéit au principe de la hiérarchie des normes juridiques, c'est-à-dire que la norme du degré inférieur doit respecter celle du degré supérieur selon l'ordre : constitution, traités, lois et ordonnances, règlements (décrets, arrêtés, circulaires).

B. Les lois relatives à la politique sanitaire et sociale en France

Les priorités sanitaires et sociales sont insérées dans les lois fondamentales fixant les grands principes sociaux et de santé publique.

• **La politique sanitaire**

La loi relative à la politique de santé publique du 9 août 2004 a pour objet de réaffirmer la responsabilité de l'État dans ce domaine et fixe des plans nationaux actualisés chaque année.

• **La politique sociale**

Elle consiste en un ensemble d'actions mises en œuvre progressivement par les pouvoirs publics pour parvenir à transformer les conditions de vie d'abord des ouvriers puis des salariés et éviter les explosions sociales, la désagrégation des liens sociaux.

Une politique sociale efficace aide les individus à vivre pleinement et à s'épanouir et permet ainsi aux économies de mieux s'adapter aux nouvelles possibilités de croissance. En revanche, une mauvaise politique sociale est synonyme d'engrenage dans la pauvreté ou d'exclusion sociale.

La loi du 18 janvier 2005 de programmation pour la cohésion sociale (plan Borloo) a pour objet d'aborder un certain nombre de problèmes sociaux qui agissent sur la cohésion du pays.

La décentralisation en matière sanitaire et sociale

▶ ***Quelle est la différence entre déconcentration et décentralisation? Quelles compétences en matière sanitaire et sociale?***

I. Le cadre juridique

A. Définitions

On distingue :

– la concentration (l'État assure ses missions à partir du ministère de la Santé);

– la déconcentration (l'État nomme un agent local comme le directeur de l'ARS par exemple et lui transfère ses pouvoirs);

– la décentralisation (l'État partage son pouvoir avec les collectivités locales, gérées par des élus et non plus par des personnes nommées par lui).

B. Réglementation

• La Loi du 8 mars 1982 instaure en France un processus de décentralisation. Depuis cette date, les lois transférant aux collectivités locales des droits et des compétences se sont succédé.

• La loi du 7 janvier 1983 (loi Defferre) précise la répartition des compétences entre les communes, les départements, les régions et l'État.

• La loi prévoit dans certains domaines, l'action minimum à mener mais les collectivités territoriales peuvent l'améliorer (par ex. : les prestations d'aide sociale).

• Le rapport Briet-Jamet (2004) incite à développer la logique de décentralisation dans le domaine sanitaire et social avec le risque d'une politisation de l'action sociale.

II. La répartition des compétences

A. L'État

• Les missions de l'ARS s'articulent autour de trois axes :

– la **santé publique** : politique régionale de santé, politique hospitalière, sécurité sanitaire, santé environnementale, etc. sur la base des priorités nationales et des orientations de la Conférence régionale de santé, en liaison avec les ORS, le RNSP, la CIRE... ;

– la **cohésion sociale** et le **développement social** : animation des différents dispositifs d'insertion, de solidarité et d'intégration ;
– la **protection sociale** : tutelle et contrôle des organismes de Sécurité sociale.

B. Le Conseil général

• Les services sanitaires et sociaux du département sont placés sous la responsabilité du président du Conseil général (lois de décentralisation).
• La décentralisation a mené à une rationalité administrative et politique, porteuse d'une dynamique locale, mais aussi de conflits possibles entre les autorités.

C. Au niveau communal

La commune mène des activités :
– sanitaires (hygiène publique, surveillance des eaux, salubrité générale, lutte contre les pollutions, le bruit…) ;
– sociales pilotées par les Centres communaux ou intercommunaux d'action sociale, établissements publics, gérés par un conseil d'administration (aide sociale obligatoire et instruction des demandes de RMI,…) ;
– les communes concourent activement à la lutte contre les exclusions (loi du 29 juillet 1998).

III. Les perspectives

La Révision générale des politiques publiques (RGPP) menée en 2008 et la loi « hôpital, patient, santé et territoires » de 2009 doivent entraîner des aménagements des dispositifs actuels.
Les axes privilégiés des réformes en cours sont :
– une mutation profonde du rôle de l'État qui est censé abandonner progressivement son rôle de gestionnaire du système de santé pour devenir le garant de l'exécution d'un cahier des charges ;
– une volonté de décentralisation des tâches dévolues à l'État. Les réformes françaises, avec la création des Agences régionales d'hospitalisation (ARH) procèdent de cette logique, comme les Agences régionales de santé qui doivent contrôler à la fois les dépenses de soins hospitaliers des ARH et les dépenses de soins ambulatoires.

L'Europe sociale : fonctionnement législatif et réglementaire

▶ ***Comment fonctionne l'Europe sociale ? Quel est le dispositif législatif et réglementaire européen en matière de santé ?***

I. Le contexte

A. L'organisation de l'Union européenne (UE)

• L'Union européenne est composée de 27 pays et comprend 450 millions d'habitants.

• Les institutions de l'UE sont imbriquées les unes dans les autres. Le traité de l'UE fixe les pouvoirs propres à chacune d'entre elles ainsi que leurs modes de collaboration. Il faut distinguer :

– les **institutions décisionnelles** : le Conseil européen et le triangle institutionnel, c'est-à-dire le Conseil des ministres de l'UE, la Commission européenne et le Parlement européen ;

– les **institutions de contrôle et de consultation** : la Cour de justice européenne, la Cour des comptes, le Comité économique et social et le Comité des régions ;

– les institutions financières : la Banque européenne d'investissement (BEI) et la Banque centrale européenne (BCE).

• L'UE défend des valeurs : démocratie, liberté, justice sociale.

B. L'Europe sociale

• L'Europe sociale désigne l'ensemble des politiques sociales de l'UE. Elles agissent par rapprochement des législations nationales des pays membres grâce à l'action communautaire. Elle traite de l'emploi, des conditions de travail et de la protection sociale.

• La politique sociale est progressivement devenue une composante importante du projet européen. En 1987, l'Acte unique étend les compétences communautaires à la santé et à la sécurité au travail. Les traités de Maastricht (1992) et d'Amsterdam (1997) renforcent la politique sociale européenne, la question de l'emploi devenant « d'intérêt communautaire » et nécessitant une stratégie de coordination.

• Le Conseil européen de Lisbonne (mars 2000) a même fixé comme objectif le plein-emploi à l'horizon 2010 et la modernisation du modèle social européen.

• Les réalisations de l'UE en matière d'Europe sociale concernent quatre grands domaines :
– la libre circulation des travailleurs et la coordination des régimes de sécurité sociale : tout ressortissant de l'UE a le droit de travailler, sans discrimination, dans un autre pays membre et d'y être socialement assuré ;
– l'égalité des hommes et des femmes : cinq directives ont été prises depuis 1975 pour garantir l'égalité de traitement au travail, de rémunération et de sécurité sociale ;
– le droit du travail : protection des droits individuels, collectifs et garantie de la santé et de la sécurité sur le lieu de travail ;
– la lutte contre les discriminations.
En décembre 2000, le Conseil européen de Nice a adopté une Charte des droits fondamentaux, rassemblant les droits politiques, économiques et sociaux, mais qui pour l'instant n'a pas de valeur contraignante pour les États membres.

II. Les textes législatifs et réglementaires applicables par les États membres de l'UE

• **Le règlement**
Il s'agit d'un acte juridique communautaire obligatoire. Il s'impose aux États, aux particuliers et aux institutions. Exemple : règlement européen du 28 janvier 2002 sur la sécurité des aliments et la traçabilité.
• **La directive**
Il s'agit d'un acte juridique communautaire pris par le Conseil de l'Union européenne seul ou avec le Parlement. Les États doivent modifier leurs textes nationaux afin de permettre son application.
Exemple : directive concernant la libre circulation des professions de santé, directive relative aux procédures d'autorisation de mise sur le marché des médicaments, directive sur les médicaments à usage humain.
• **La décision**
Il s'agit d'un acte communautaire obligatoire ne concernant que les destinataires désignés (particuliers, États membres, etc.).
• **L'avis**
Il s'agit d'un acte non obligatoire.
• **La recommandation**
Elle n'est pas obligatoire et ne constitue pas une incitation à adopter un comportement particulier.

Promotion, éducation-prévention, restauration de la santé

▶ ***Qu'entend-on par prévention? promotion de la santé? éducation pour la santé?***

I. Définitions

A. La prévention

• Elle comprend l'ensemble des actions visant à réduire l'impact des déterminants sur la santé, à éviter la survenue des maladies ou des problèmes de santé, à arrêter leur progression ou à limiter leurs conséquences.

• Les mesures préventives concernent les interventions médicales (dépistage précoce, rééducation), les actions législatives (loi sur le tabagisme, vaccinations obligatoires), le contrôle de l'environnement (contrôle de l'eau, de l'air, etc.), l'éducation pour la santé (campagnes d'information sur la drogue,...).

• On distingue trois niveaux de prévention :

– la **prévention primaire** : actions visant à réduire l'incidence (nombre de nouveaux cas) de la maladie. Elle consiste à éviter l'apparition d'une maladie;

– la **prévention secondaire** : actions visant à réduire la prévalence (nombre total de cas) de la maladie. Elle consiste à dépister précocement la maladie afin d'en réduire la gravité et la durée;

– la **prévention tertiaire** : actions visant à réduire la prévalence des incapacités. Elle consiste à limiter les conséquences de la maladie ou les récidives.

B. La promotion

• Pour l'OMS « La promotion de la santé est un processus qui confère aux populations les moyens d'assurer un plus grand contrôle sur leur propre santé et donc d'améliorer celle-ci ».

• Cette approche est plus dynamique et cherche à situer les actions de santé dans une perspective de participation et de responsabilisation de l'individu vis-à-vis de sa propre santé mais aussi de celle du groupe auquel il appartient (exemple : tabagisme).

• L'individu devient acteur de sa santé et les professionnels de santé ont pour mission de l'accompagner dans sa démarche.

C. L'éducation pour la santé

• L'éducation pour la santé est un ensemble d'interventions qui vise à rendre l'individu et la collectivité capables d'exercer un meilleur contrôle sur les facteurs déterminants de leur santé. En ce sens, elle s'inscrit dans le champ de la santé publique comme moyen des politiques de prévention et de promotion de la santé (INPES 1998).
• L'éducation à la santé consiste à la mise en œuvre d'un ensemble d'actions de prévention et de promotion de la santé afin que chaque individu puisse effectuer un choix de comportement qui soit favorable à sa santé et celle de son groupe.
• Ces choix ne peuvent se faire que si l'individu a connaissance de son corps, des comportements à risques, des moyens et des services qui sont à sa disposition pour l'aider.
• L'éducation à la santé s'appuie sur plusieurs techniques : la communication de masse (campagnes de prévention médias), des actions collectives de proximité (établissements scolaires…), des actions individualisées (planning familial).

D. Les organismes

• L'INPES est un **établissement public administratif**. Il est chargé de mettre en œuvre les politiques de prévention et d'éducation pour la santé.
• Les IRES (Instituts régionaux d'éducation pour la santé) qui regroupent les CRES et CODES depuis 2009 sont chargés des actions de prévention sur le territoire.

E. La restauration de la santé

La restauration de la santé désigne la mise en place d'actions curatives visant à améliorer l'état de santé d'un individu ou d'une population.

II. Les enjeux

• La loi du 9 août 2004 renforce la notion de prévention et de promotion de la santé. Dans le cadre d'une politique de santé plus globale, les établissements de soins doivent également participer à la démarche de promotion de la santé.
• Aujourd'hui, les projets d'éducation pour la santé se construisent par approche thématique : nutrition, alcool, drogues, maltraitance par exemple, ou populationniste c'est-à-dire en rapport avec les jeunes en situation de crise, les personnes âgées, les populations précarisées, les parents, etc.

Notions de risques en santé publique et de crise sanitaire

▶ ***Qu'entend-on par risques en santé publique? Comment évaluer une crise?***

I. Définitions

A. Le concept de maladie émergente

• Le concept de maladie émergente apparaît au cours des années 1990 avec la maladie de Lyme et la légionellose.

• La maladie émergente est une maladie dont **l'incidence réelle augmente** de manière significative dans une population donnée, dans une région donnée et durant une période donnée, par rapport à la situation épidémiologique habituelle de cette maladie.

• Les maladies émergentes sont principalement de nature infectieuse mais touchent aussi des pathologies qui menacent la santé publique : cancer, obésité, maladies nosocomiales…

B. Le concept de risque sanitaire

• Le risque sanitaire est un danger éventuel plus ou moins prévisible, comme par exemple les risques de l'amiante sur la santé.

• Les facteurs d'émergence et de risque sont la croissance démographique, les modes de vie, les technologies, les zoonoses (maladies infectieuses des animaux vertébrés transmissibles à l'homme).

Les pouvoirs publics tendent dorénavant à prendre en charge très en amont la gestion des problèmes sanitaires (prévention d'une éventuelle pandémie de grippe aviaire, épidémie de Chikungunya par exemple).

• Les difficultés rencontrées dans la gestion des crises sanitaires proviennent de la complexité des relations entre les acteurs institutionnels, économiques et sociaux non seulement à l'échelle nationale mais aussi européenne et internationale.

• Le risque sanitaire ne peut plus être traité exclusivement au niveau local, l'importance et la vitesse des communications font voyager les maladies aussi vite que les hommes et les marchandises.

II. Le dispositif

• Depuis le début des années 1980, les crises sanitaires se sont succédé : sida, sang contaminé, vache folle, hormone de croissance, amiante, canicule, SRAS, le Médiator… Sous la pression de l'opinion publique et au nom du principe de précaution, le système de veille et de sécurité sanitaire s'est progressivement constitué et réformé.

• L'alerte sanitaire a pris une place croissante dans la mission générale de veille sanitaire (plans nationaux de lutte contre la canicule ou contre la grippe aviaire).

• Deux lois ont abouti à la **construction des structures institutionnelles** : la loi du 1er juillet 1998 relative au renforcement de la veille sanitaire et du contrôle des produits destinés à l'homme et la loi du 9 mai 2001 créant une Agence française de sécurité sanitaire environnementale.

• Des organismes chargés de l'expertise scientifique et indépendants des groupes de pression économiques ou politiques ont pour mission l'observation, l'analyse, l'alerte, avec pour certains quelques pouvoirs de contrôle.

III. Le principe de précaution

La **prévention** vise les **risques** avérés, ceux dont l'existence est démontrée ou connue empiriquement. Exemples : le risque nucléaire, l'utilisation de produits tels que l'**amiante**. L'incertitude ne porte pas sur le risque, mais sur sa réalisation.

La **précaution** vise les risques hypothétiques, non encore confirmés scientifiquement, mais dont la possibilité peut être identifiée à partir de connaissances empiriques et scientifiques. Exemples : le développement des organismes génétiquement modifiés.

Trois principes guident le recours au principe de précaution :

– l'évaluation scientifique la plus complète possible avec détermination à chaque étape du degré d'incertitude ;

– l'évaluation des conséquences possibles d'une absence d'action ;

– la participation dans la plus grande transparence de toutes les parties intéressées à l'étude des actions envisageables.

Place de l'usager : démocratie sanitaire

▶ ***Que signifie le concept de démocratie sanitaire ? Comment évoluent les droits des malades ?***

I. Le concept de démocratie sanitaire

A. Contexte

• Le concept de « droits des malades » est une création récente, issue de l'évolution des rapports de notre société avec ses médecins.

• Pendant longtemps, les hommes ont subi les maladies. L'usager du système de santé est désormais placé au centre du système de santé grâce à l'évolution des mentalités et à des mobilisations sociales apparues à l'occasion d'épidémies comme le VIH.

• On constate un poids croissant de l'usager citoyen dans le système de santé à plusieurs niveaux :

– choix collectifs : instauration de débats publics (états généraux de la santé) ;

– relation individuelle médecin-malade : participation au choix du traitement, notion de décision médicale partagée.

B. Définition

La démocratie sanitaire concerne l'ensemble des droits reconnus aux malades en matière de santé.

II. La législation

A. Évolution

Il existe de multiples textes destinés à mieux faire respecter les droits de la personne malade.

• La circulaire du 20 septembre 1974 (actualisée en 1999) instaure le principe d'une charte du patient hospitalisé et s'appuie sur des notions de dignité : droit à la vie privée, intimité, confidentialité.

• La loi du 6 janvier 1978 « informatique et liberté » consacre le principe du consentement libre et éclairé.

B. La loi de 2002

• La loi du 4 mars 2002 relative aux droits des malades et à la qualité du système de santé marque une étape importante dans la construction de la démocratie sanitaire. Elle découle d'un mouvement de réflexion (rapport sur les droits de la personne malade de 1996, sur les usagers du système de santé de 2000 et des états généraux de la santé en 2000).

- La loi de 2002 comporte trois volets :

– un renforcement des droits individuels (information, consentement, accès direct aux informations médicales);
– des droits collectifs (création d'une instance de conciliation régionale, participation aux conférences régionales,...) ;
– une procédure d'aide et d'indemnisation des victimes d'aléas thérapeutiques (infections nosocomiales).

III. Les droits des malades

A. Le respect de la personne

- Tout patient confronté à des actes médicaux a droit au respect de sa dignité et à la non-discrimination.
- Sauf exceptions, l'obligation de respect de la vie privée et du secret des informations s'impose à tout organisme de santé.

B. La qualité des soins

Elle passe par :
– le droit de recevoir des soins les plus appropriés et de bénéficier des thérapeutiques de qualité, comme les soins palliatifs ou la lutte contre la douleur;
– le droit d'être indemnisé en cas d'accidents médicaux, affections iatrogènes ou nosocomiales (commissions régionales de conciliation et d'indemnisation depuis 2002).

C. L'information

Les droits concernent l'information communiquée par le médecin sur le diagnostic, le traitement et les risques encourus, ainsi que l'accès au dossier médical (communication directe). Ils nécessitent une évolution des pratiques dans la démarche de communication.

D. Le refus de soins

- La loi du 4 mars 2002 relative aux droits des malades a consacré le droit au refus de soins par le patient.
- La loi du 22 avril 2005 (loi Leonetti) relative aux droits des malades et à la fin de vie définit la frontière entre le «laisser mourir» et le «faire mourir» et laisse une certaine liberté au malade de choisir de sa fin, même si l'euthanasie n'est pas autorisée.

La politique européenne de santé publique

▶ ***Quelles sont les politiques européennes dans le domaine de la santé ?***

I. Contexte

A. Objectifs

Les politiques européennes ont pour objectifs : d'assurer un niveau élevé de santé publique ; d'améliorer le système d'information et d'éducation des citoyens.

B. Le lien avec les politiques nationales de santé

L'Union européenne impulse des actions dans quatre grands domaines :

– **l'harmonisation** : pour améliorer les systèmes de santé nationaux et favoriser la mobilité des citoyens, l'UE soutient des actions de coopération et de coordination entre les États membres ;

– **la lutte contre les grandes épidémies et maladies** : actions de recherche et de prévention (ex. : lutte contre le cancer), réseau de surveillance épidémiologique (ex. : grippe aviaire) ;

– **la lutte contre la drogue** : lutte contre le trafic (avec Europol) et promotion de la santé publique (ex. : actions antidopage dans le sport) ;

– **l'information et l'éducation** : campagnes d'information. L'UE met à la disposition du grand public, des professionnels de la santé et des pouvoirs publics des données comparatives sur la santé des citoyens européens : conditions de vie et de travail, prévention des maladies, évolution et efficacité des systèmes de santé, nouvelles technologies de la santé… Elle s'appuie sur des campagnes d'information, afin de mettre en avant l'influence des modes de vie et autres facteurs déterminants sur la dégradation de la santé : consommation d'alcool, de tabac, nutrition, stress, toxicomanie, environnement…

II. Fonctionnement

A. Les compétences

• Le domaine de la protection de la santé publique relève avant tout de la compétence nationale ; l'action de l'UE complète les politiques nationales en la matière mais ne les remplace pas.

• Des textes contraignants peuvent néanmoins être adoptés par la Communauté européenne. À titre d'exemple, la réglementation sur le tabac.
• L'ensemble des politiques communautaires doit prendre en compte les exigences en matière de santé publique. C'est le cas, par exemple, de la politique de traçabilité des aliments avec l'amélioration de l'étiquetage, de la politique de recherche avec des actions portant sur la nutrition, les maladies infectieuses, le vieillissement, etc.

B. La programmation

Afin d'assurer à l'Union, un plan d'action cohérent et efficace en matière de santé publique, l'UE agit dans le cadre d'une programmation pluriannuelle. Ex. : Le Programme « Santé publique » 2007-2013 est axé sur trois objectifs principaux :
– amélioration de la sécurité sanitaire (sécurité des patients, sang, tissus, cellules) ;
– promotion de la santé (action sur l'alcoolisme, le tabagisme et la toxicomanie, la qualité de l'environnement) ;
– informations et connaissances en matière de santé.

III. Les agences et organismes européens au service de la politique de santé publique

• L'Observatoire européen des drogues et des toxicomanies **(OEDT)** créé en 1993 et situé à Lisbonne (Portugal) produit des statistiques comparatives sur la consommation et la circulation des drogues dans l'Union européenne ;
• L'Agence européenne des médicaments (AEME) mise en place en 1995 à Londres (Royaume-Uni) délivre des autorisations de mise sur le marché des médicaments valables dans les 27 États membres de l'Union européenne.

IV. Enjeux et perspectives

• Depuis le début des années 1980, la réflexion sur les réformes des systèmes de santé en Europe est influencée par la théorisation économique de la santé comme « quasi-marché ». En conséquence, ces réformes accélèrent les privatisations, tant au niveau de l'assurance maladie qu'à celui de l'offre de soins.
• Les systèmes publics de santé se voient mis en cause, qu'ils soient assis sur des ressources liées à l'emploi et gérés paritairement (système dit « bismarckien », comme en Allemagne ou aux Pays-Bas), ou étatisés et financés par les impôts (système « beveridgien » comme au Royaume-Uni, en Italie, ou en Suède...), ou encore mixtes (comme en France).

La politique de santé dans le monde : l'OMS

▶ ***Quels sont les fonctions et pouvoirs des principaux acteurs internationaux ?***

I. L'action sanitaire dans le monde

A. Généralités

• Santé et développement économique vont de pair. Les pays riches, en termes de revenu par habitant, sont ceux où l'espérance de vie est la plus élevée et où la mortalité infantile est la plus basse.
• Un bilan établi par l'OMS fait apparaître que plus de 1,5 milliard d'individus vivent en dessous du seuil absolu de pauvreté.
• Les pays les plus touchés sont l'Afrique subsaharienne, l'Asie du Sud, l'Amérique latine, et les pays victimes de guerres ou de bouleversements politiques.

B. Quelques comparaisons

• Les indicateurs de santé s'améliorent dans tous les pays (dus aux progrès médicaux et aux politiques de développement humain).
• On note un allongement de l'espérance de vie, une réduction de la mortalité générale et infantile, un recul de la malnutrition mais il existe de fortes disparités d'espérance de vie entre les pays.
• La situation sanitaire des pays en développement est liée à des facteurs économiques (faiblesse des moyens financiers), climatiques, culturels (analphabétisme, pratiques culturelles), sociaux (mauvaises conditions d'hygiène et d'alimentation) et politiques.

II. Les organisations intergouvernementales

• Elles interviennent pour aider les populations dans des situations d'urgence (famines, guerres) ou pour mettre en place des projets sanitaires à plus long terme.
• L'OMS, créée en 1946, compte 190 États membres.
• Son objectif vise à amener tous les peuples à un niveau de santé élevé afin de mener une vie socialement et économiquement productive.
• Ses deux fonctions sont de diriger et coordonner des travaux internationaux sur la santé et de faciliter la coopération technique entre les États membres.

- Ses attributions sont la recherche, l'information, l'assistance, la formation. Sa démarche s'appuie sur les soins de santé primaire qui recouvrent des programmes autour de la santé (alimentation, eau, PMI...).
- Créée en 1946 par les Nations unies pour défendre les droits des enfants, l'UNICEF intervient dans les situations d'urgence mais aussi dans des projets à plus long terme.
- Créée en 1945 par l'ONU, l'objectif de la FAO est d'éradiquer la faim dans le monde. Ses missions sont le développement agricole, l'amélioration nutritionnelle et la sécurité alimentaire.
- Les ONG (Croix rouge, Amnesty international...) secourent et aident aussi les populations en détresse.

III. Les moyens d'action

- Le développement des centres de santé primaires.
- Les programmes de vaccination.
- Le recrutement et la formation d'agents de santé, issus de la population.
- L'éducation des populations et l'aide économique.
- La distribution de médicaments essentiels.
- Plans stratégiques de lutte contre les épidémies (grippe aviaire, choléra...).

Processus et instances de socialisation

▶ ***Comment définir les phénomènes de socialisation ? Quelles sont les instances qui y contribuent ?***

I. La socialisation

A. Définition

• Le terme socialisation désigne l'ensemble des mécanismes par lesquels l'individu intériorise les normes et valeurs de son groupe d'appartenance et construit son identité sociale. C'est de ce processus que dépend son intégration au sein du groupe, et plus largement de la société tout entière.

• Deux définitions de la socialisation coexistent :

– l'une assez normative : la socialisation est le processus par lequel la société attire à elle l'individu, à travers l'apprentissage méthodique de règles et de normes par les jeunes générations ; elle favorise et renforce l'homogénéité de la société (Durkheim) ;

– l'autre plus dynamique : la socialisation correspond au processus par lequel l'individu s'approprie les règles d'une organisation, à l'ensemble des interactions par lesquelles se construit l'identité sociale (approche weberienne).

• Les valeurs sont les manières qu'une société considère comme devant être respectées. Il s'agit d'idéaux partagés par les membres de cette société : sens de l'effort, réussite professionnelle, solidarité, droits de l'homme…

• Les normes en sont l'incarnation la plus concrète. Dans une société, elles désignent tout ce qu'un individu peut ou ne peut pas faire, il s'agit donc de la traduction des valeurs en lois : ne pas fumer dans les lieux publics, respecter le code de la route…

B. Rôle et statut

• Les rôles correspondent aux attitudes qui sont attendues d'un individu, compte tenu de son statut. Un individu dispose tour à tour de plusieurs rôles : un époux, un ami. Il implique nécessairement d'autres rôles pour se réaliser.

• Le statut est la position occupée par un individu dans un cadre social donné (famille entreprise…). Il est essentiellement normatif et fait qu'un individu peut s'attendre de la part d'un autre à tel ou tel comportement.

II. Les différentes instances de la socialisation

A. Les niveaux de socialisation

• La **socialisation primaire** : premier processus de socialisation d'un nouveau-né par l'intermédiaire de la famille, de l'école, des pairs, des médias. Cette socialisation est importante car elle va apprendre à l'enfant à vivre en société.

• La **socialisation secondaire** : elle se fait par l'entreprise, les pairs (les amis)...

B. Les agents

La socialisation s'établit par l'intermédiaire d'agents divers :

– la famille, l'école (professeurs/éducateurs), les pairs (amis), le milieu éducatif au sens large ;

– le milieu professionnel, les associations, les médias.

C. La reproduction sociale

• Certains sociologues pensent que la socialisation favorise la reproduction sociale. D'autres considèrent au contraire que l'individu socialisé joue un rôle actif dans son apprentissage de la vie en société.

• Pour Pierre Bourdieu, le déterminisme c'est le fait qu'un comportement, une situation sont déterminés à l'avance compte tenu de certaines caractéristiques sociodémographiques comme l'âge, l'appartenance à un milieu social d'origine...

• La reproduction sociale est un mécanisme sociologique de maintien de la position sociale et des façons d'agir, de penser et de sentir d'une famille. Exemple : les enfants des milieux populaires auront tendance à ne pas faire d'études longues.

D. La notion d'habitus

L'habitus est la manière d'intérioriser les normes et les valeurs propres à son environnement, à son groupe social de référence constitué par la famille, les amis, le lieu de travail... L'habitus produit de la conduite et du rapport social.

E. Les interactions

Les interactions sont des actions réciproques porteuses d'influences mutuelles entre les êtres sociaux.

L'identité sociale

▶ ***Quels éléments constituent l'identité sociale? Comment définir une norme sociale?***

I. Les groupes culturels

A. Définition des notions de culture et d'acculturation

• La **culture** est l'ensemble des règles de conduite, des croyances, des techniques matérielles et intellectuelles caractéristiques d'un ensemble social.

La culture remplit diverses fonctions :

– elle propose des modèles à partir desquels une société met en place son organisation et construit ses modes de vie;

– elle implique des façons de se comporter donnant ainsi une grande cohérence à la conduite des individus;

– elle permet d'identifier les membres d'une société à travers leur façon de penser et de se comporter.

Les cultures sont très diverses et varient selon les lieux et les époques. Au cours de son existence, un même individu peut se trouver confronté à plusieurs cultures différentes (par exemple les immigrés).

• L'**acculturation** est le processus selon lequel un individu abandonne de façon totale ou partielle les éléments constitutifs de sa culture d'origine en adoptant ceux d'une autre. Cela peut conduire à l'assimilation ou au rejet.

B. Les groupes culturels

Entre les cultures urbaine et rurale, on distingue des particularités liées aux valeurs, aux modes de vie, aux croyances, aux aspirations, aux mobilités sociales, aux repères.

• La femme, dans différentes cultures, peut avoir des rôles différents liés au niveau de développement du pays, à son statut, à ses droits, aux normes et aux valeurs véhiculées…

• La pratique religieuse de plusieurs millions d'adultes constitue la manifestation communautaire la plus importante.

II. Classes sociales et groupes sociaux

A. Définitions

• L'identité sociale est le caractère fondamental et permanent d'un être, celui qui le différencie des autres.

• Le statut social correspond à la situation occupée par un individu dans l'échelle sociale.
• Le rôle correspond à la mise en œuvre des droits et des devoirs attachés au statut. Dans tout groupe, chaque individu joue un rôle déterminé.
• Le développement d'un individu est conditionné par diverses données :
– des données biologiques qui résultent de l'hérédité ;
– une histoire personnelle constituée à partir des différents éléments qui ponctuent son existence ;
– un apprentissage social qui consiste à transmettre des règles de conduite et de comportements admises par le groupe, auxquelles l'individu doit se conformer.

B. Fonctions des groupes

• Le groupe constitue l'entourage social de l'individu. On parle de groupe d'**appartenance** ou groupe de **référence** (habitants des grands ensembles, ouvriers au XIXe siècle...).
• Une **nomenclature** des professions et des catégories socioprofessionnelles (PCS) a été élaborée par l'Insee et vise à classer la population active en un certain nombre de catégories présentant une homogénéité sociale.
• On distingue plusieurs classes sociales. Les individus peuvent monter ou descendre dans l'échelle sociale. On parle de mobilité sociale.

III. Les normes sociales

• Les **valeurs sociales** sont des principes de référence partagés par un ensemble d'individus (droits de l'homme), qui donnent lieu à des sanctions en cas de non-respect.
• Les **normes** sont des règles ou des modèles de conduite qu'un groupe se donne et qui vont permettre le respect des valeurs (interdiction de la violence...). Elles ne sont pas immuables et évoluent (respect de la vie humaine).

IV. Enquête sur la construction des identités

L'Insee a lancé en 2003 une vaste enquête « Histoire de vie – construction des identités ». La famille puis le travail constituent les piliers des identités retenues par les Français.
Régulièrement l'INSEE publie des enquêtes sur les identités (hommes/femmes, mixité sociale, immigration...).

L'insertion sociale

▶ ***Depuis quand parle-t-on d'insertion et comment cette notion a-t-elle évolué? Quels sont les moyens pour permettre l'insertion sociale des personnes?***

I. Historique

A. Définition

L'insertion sociale est :
– l'action visant à faire évoluer un individu isolé ou marginal vers une situation caractérisée par des échanges satisfaisants avec son environnement;
– le résultat de cette action, qui s'évalue par la nature et la densité des échanges entre un individu et son environnement.

B. Évolution du concept

- La notion d'insertion des jeunes apparaît dans quelques textes officiels dans les années 1970 et surtout à partir de 1981, à l'occasion d'un rapport remis au Premier ministre par Bertrand Schwartz sur « l'insertion sociale et professionnelle des jeunes ».
- Au cours et vers la fin des années 1980 apparaît l'idée que les difficultés d'insertion ne sont pas spécifiques aux jeunes, mais concernent aussi d'autres catégories, comme, par exemple, les chômeurs de longue durée.
- L'instauration du Revenu minimum d'insertion (RMI), fin 1988, amène l'extension du terme d'insertion et son assimilation à la notion d'intégration, opposée à celle d'exclusion.
- L'insertion devient maintenant un terme employé, pour désigner, un ensemble de processus concernant la scolarisation des jeunes, l'intégration harmonieuse dans la société, la recherche d'un emploi.
- L'insertion est devenue un enjeu majeur de notre société et l'ensemble des orientations politiques en termes d'emploi et de formation en tiennent compte tant au niveau national qu'au niveau européen.

II. Intégration sociale

A. Définition

L'intégration sociale est le degré d'insertion d'une personne (ayant des incapacités) dans son milieu social.

B. Le processus

L'intégration repose sur une adhésion à des valeurs et des normes communes.

C. Les instances d'intégration

• Ce sont les lieux où se créent les liens sociaux permettant la socialisation des individus et leur intégration sociale.

• Ces instances sont plus ou moins stables, les principales sont :

– la famille qui transmet les normes et les valeurs ;

– l'école, qui transmet une culture et des valeurs partagées pour le peuple, et qui rend possible l'intégration sociale et professionnelle ;

– le travail, qui donne une identité professionnelle, un statut, un salaire et des droits sociaux (retraite, sécurité sociale).

D. Les enjeux

• L'émergence de la pauvreté liée au chômage et à la précarité, mais aussi le développement de l'individualisme dans la société contemporaine, conduisent à s'interroger sur la nature du lien qui unit les citoyens. Les familles monoparentales et les ménages immigrés sont les plus touchés par l'exclusion.

• Pour certains, les instances traditionnelles d'intégration que sont la famille ou l'école, sont dépassées. Le lien social est menacé par les problèmes sociaux ce qui nécessite de mettre en place des politiques sociales volontaristes.

L'émergence des risques sociaux

▶ ***Comment se caractérisent les risques sociaux? Peut-on les anticiper?***

I. La précarité, les inégalités et l'insécurité sociale

A. La précarité

• La précarité est l'absence d'une ou plusieurs des sécurités permettant aux personnes et aux familles d'assumer leurs responsabilités élémentaires et de jouir de leurs droits fondamentaux.

• L'insécurité qui en résulte peut être plus ou moins étendue et avoir des conséquences plus ou moins graves et définitives.

• Elle conduit le plus souvent à la grande pauvreté quand elle affecte plusieurs domaines de l'existence, qu'elle tend à se prolonger dans le temps et devient persistante, qu'elle compromet gravement les chances de reconquérir ses droits et de réassumer ses responsabilités par soi-même dans un avenir prévisible.

• La disqualification sociale est un processus d'exclusion et des expériences vécues qui l'accompagnent. La fragilité correspond à l'épreuve de déclassement social ou des difficultés d'insertion professionnelle.

B. Les inégalités sociales

Elles peuvent se définir comme les différences de conditions de vie entre les personnes. Il existe des inégalités entre les catégories socio-professionnelles, des inégalités selon le sexe, des inégalités ethniques, géographiques, scolaires, de santé.

C. La pauvreté

• La pauvreté pécuniaire est le manque d'argent, entraînant les difficultés pour se nourrir, s'habiller, se loger. Un individu est considéré comme pauvre lorsque son niveau de vie est inférieur au seuil de pauvreté.

• Selon l'approche absolue, le seuil est fixé, depuis les travaux de Rowntree en 1901, en fonction d'un panier de biens alimentaires et non alimentaires nécessaires à la survie quotidienne.

• Selon l'approche relative, le seuil est fixé par rapport à la distribution des niveaux de vie de l'ensemble de la population, avec comme référence le revenu médian (le revenu médian est le revenu séparant la population en deux, c'est-à-dire que la moitié de la population a un revenu plus élevé, et la moitié un revenu inférieur).

• Eurostat fixe le seuil de pauvreté relative à 60 % du niveau de vie médian européen. L'Insee, pour la France, le fixe à 50 % du revenu médian français.

II. Les causes

• La pauvreté résulte généralement de conditions de départ défavorables (mauvais accès à la formation, santé déficiente,…), et parfois d'accidents (destruction de biens, accident de santé, perte d'emploi, etc.).
• Le chômage est un élément majeur de l'exclusion. De nombreux individus connaissent des situations où l'emploi est incertain et ne permet pas de prévoir un avenir professionnel. La faiblesse des rémunérations conduit à des situations économiques fragiles.
• Cette insécurité de l'emploi peut se transformer en insécurité sociale lorsqu'elle engendre des difficultés d'accès au logement, au crédit, à la formation, etc.
• D'autres facteurs peuvent en être la cause : souffrances subies pendant l'enfance, intégration difficile, toxicomanie, divorce, deuil, problèmes de santé… Ces divers facteurs sont souvent cumulatifs.

III. Les conséquences

A. La perte du lien social

Outre les problèmes économiques, les personnes en situation de pauvreté connaissent souvent un affaiblissement des relations professionnelles et sociales. Cette rupture des liens sociaux entraîne des risques d'isolement, de repli sur soi, conditions favorables au processus de « désaffiliation », c'est-à-dire du sentiment d'être inutile au monde.

B. La perte de l'identité individuelle et sociale

• La précarité agit directement sur la personnalité (manque d'estime de soi, perte de confiance, amertume) et la santé (déficits), et parfois sur la vie familiale et sociale.
• Le marché de l'emploi est donc générateur de nouvelles inégalités, d'incertitudes et de souffrances. Pourtant, il demeure le moyen incontournable de lutte contre la pauvreté, l'isolement et la désocialisation.

L'exclusion sociale

▶ ***Quels sont les facteurs individuels et sociaux favorisant l'intégration ou, au contraire, l'exclusion sociale ?***

I. Le contexte

A. Un concept flou

• L'**exclusion sociale** n'est pas un phénomène nouveau. Au fil du temps, on trouve de multiples manifestations de cette forme de rejet de certaines catégories d'individus par le corps social (par exemple : les fous, les pestiférés…).

Le phénomène a pris une ampleur et des caractéristiques nouvelles dans notre société et devient un enjeu social.

Les exclus ne forment pas un groupe homogène et les trajectoires qui mènent à l'exclusion sont multiples.

• Les chiffres de la pauvreté sont divers et peuvent varier selon les modes de calcul. La pauvreté est une notion relative qui s'évalue par rapport à certaines normes.

• En France, les exclus sont évalués à 5 millions d'individus et les personnes en situation de fragilité à 12 millions.

B. Des causes diversifiées

• La pauvreté a plusieurs visages et peut être abordée :

– à partir des **situations individuelles** de chaque citoyen qui sont génératrices d'exclusion (handicaps, déviance, illettrisme, vieillesse…) ;

– par une **approche politique et culturelle** attribuant la cause de l'exclusion à un déclin des institutions et des valeurs collectives (rôle de l'État providence, école, valeurs civiques de solidarité et de citoyenneté…) ;

– par une **approche socio-économique** liant, par exemple, la cause principale de l'exclusion à la crise de l'emploi.

• Certains individus cumulent des handicaps et la conjonction des risques les conduit à l'exclusion.

• L'apparition des nouveaux pauvres dans les années 1980 remet en question la thèse du déterministe social.

• Des personnes sont considérées comme particulièrement vulnérables :

– les chômeurs ; les jeunes en rupture familiale ; les familles monoparentales ; les personnes d'origine étrangère ; les personnes surendettées.

II. Le nombre d'individus pauvres

La pauvreté a baissé des années 1970 au milieu des années 1990, et est depuis restée relativement stable. On n'assiste pas à une explosion de la misère mais à un arrêt des progrès. En outre, la pauvreté change de visage, en frappant davantage les jeunes, une partie des salariés les plus précaires et surtout les chômeurs mal indemnisés.

III. La reconnaissance des problèmes sociaux par la collectivité

A. La médiatisation

- Des personnalités lancent des appels dans les médias pour sensibiliser la population et l'inciter à se mobiliser contre la misère. (ex. : appel de l'abbé Pierre).
- Des manifestations ont lieu chaque année pour sensibiliser sur des problèmes sociaux (logement, inégalités, emploi, etc.).
- Des journées nationales ou mondiales (refus de la misère) rappellent que les problèmes sociaux existent.
- L'observatoire national de la pauvreté et de l'exclusion sociale est un organisme qui permet de faire le bilan de la situation sociale.

B. Le rôle des acteurs

- La connaissance des problèmes liés à la pauvreté amène différents acteurs dont l'État et les associations (secours catholique, secours populaire…).
- Un minima social (9 en France) est une prestation sociale versée par l'État au nom du principe de « l'assistance ». Leur existence est la reconnaissance par l'État du droit individuel à un minimum de ressources : 3,5 millions de personnes sont concernées (6 millions avec les ayants droit).

C. De nouvelles formes de pauvreté

La pauvreté n'est pas forcément liée à l'inactivité. Un nombre croissant de personnes travaillent, mais n'ont pas des revenus suffisants pour sortir de la pauvreté : ce sont des « travailleurs pauvres ».

- Les minimas sociaux touchent plusieurs domaines :

– le retour à l'emploi (revenu minimum d'insertion, allocation de solidarité spécifique, allocation de parent isolé, allocation temporaire d'attente) ;

– l'aide aux personnes âgées (allocation veuvage, allocation supplémentaire vieillesse) ;

– l'aide aux personnes handicapées (allocation aux adultes handicapés…).

Les dispositifs des politiques sociales

▶ ***Quels sont les types de politiques sociales et leurs enjeux ?***

I. Le cadre des politiques sociales

A. Définitions d'une politique sociale

• **L'État providence** désigne les différentes fonctions de l'État liées à la protection sociale (chômeurs, vieillesse…) et l'action de l'État en faveur de la justice sociale et de l'obtention du plein-emploi (intervention sociale de l'État).

• **La protection sociale** consiste à protéger les individus contre certains risques (chômage, maladie, vieillesse, pauvreté).

• **Les prestations sociales** sont les différents versements effectués par les organismes de la Sécurité sociale (assurance maladie, retraites, allocations familiales, indemnités chômage, assurance invalidité, accidents du travail, maternité…).

• **Les revenus de transfert** sont les revenus alloués par les pouvoirs publics au titre de la solidarité nationale. Ce sont les prestations familiales, les allocations-chômage, les pensions retraite, le RMI, les minima sociaux.

• **La redistribution** est le mécanisme qui consiste à prélever des impôts et des cotisations sociales sur les revenus primaires et d'en redistribuer une partie sous forme de revenus de transfert.

B. Naissance et évolution des politiques sociales

Après une première ordonnance du 4 octobre 1945 (institution du « régime général », principe de gestion mutualiste ouvrière), c'est la loi du 22 mai 1946 qui institue un système généralisé de sécurité sociale pour toute la population.

II. La crise de l'État providence

L'État providence connaît trois types de crise :

• **Une crise financière**

Les dépenses (prestations) et les recettes (cotisations) dépendent de l'activité économique. En période de crise de l'emploi, on assiste à un déséquilibre des budgets.

• **Une crise d'efficacité**
Les solutions étatiques (sécurité sociale) entraînent le gaspillage et un usage peu efficace des ressources. Il existe aussi une absence de concurrence. Les libéraux souhaitent une moins grande intervention de l'État afin de réduire les coûts.
• **Une crise de légitimité**
L'objectif de la Sécurité sociale est de garantir contre les risques sociaux. Elle a une **fonction d'utilité collective et de réduction des inégalités**.

III. L'État providence et ses limites

A. Les arguments pour le maintien de l'État providence (keynésiens)

• Éviter aux démunis d'être encore plus démunis.
• Création du RMI, puis du RSA pour les démunis pour qu'ils aient un minimum pour vivre.
• Les acquis sociaux sont l'aboutissement des luttes sociales et ne peuvent être remis en cause.
• Malgré ses défauts, les politiques sociales permettent :
– d'amortir les effets de la crise : revenus de transfert;
– de prévenir des risques;
– de réduire les inégalités
– une solidarité horizontale : fonction de redistribution.
• Il serait difficile aujourd'hui de réduire les politiques sociales dans une période où le chômage longue durée augmente et où se développe l'exclusion.

B. La remise en cause de l'État providence

Le coût élevé de l'État providence : abus de santé, retraites (espérance de vie qui s'allonge), indemnités chômage.
La protection sociale peut engendrer une mentalité d'assisté (indemnité chômage trop élevée).
Le coût pour les employeurs freine l'emploi.
La hausse de la part des dépenses de santé de chaque patient (ticket modérateur).
La nécessité de réformer le système des retraites.

Approche historique : bienfaisance, action sociale et développement local

▶ ***Quelle est l'évolution historique de la politique sociale ? Quels sont les concepts de politique sociale, d'action sociale et médico-sociale ?***

I. Définitions

A. La bienfaisance

- L'aide aux personnes en difficulté est née avec la charité chrétienne au Moyen Âge. La loi du 27 novembre 1796 autorise la création de « bureaux de bienfaisance ». La loi accorde aux pauvres le droit à la solidarité publique.
- La loi du 13 juillet 1893 rend obligatoire, dans toutes les communes, la création d'un bureau d'assistance.
- En 1953, ces bureaux sont remplacés par le bureau d'aide sociale. Le principe d'aide sociale remplace celui d'assistance.
- En 1986, les bureaux d'aide sociale prennent le nom de centre communal d'action sociale (CCAS).

B. L'action sociale

- Selon la loi du 2 janvier 2002 rénovant l'action sociale et médico-sociale, elle représente l'ensemble des mesures mises en œuvre pour préserver l'autonomie et la protection des personnes, la cohésion sociale, l'exercice de la citoyenneté, la prévention des exclusions et la correction de ses effets.
- L'action sociale désigne l'ensemble des moyens par lesquels une société agit sur elle-même par le biais de politiques sociales pour préserver sa cohésion, notamment par des dispositifs législatifs ou réglementaires et par des actions visant à aider les personnes ou les groupes les plus fragiles.
- Les acteurs sont nombreux et divers : État, associations, organismes de sécurité sociale, collectivités territoriales, etc.
- La loi place l'usager au centre de l'action sociale et ses droits sont reconnus (charge nationale fixe les principes éthiques et déontologiques que les acteurs s'engagent à respecter).

II. Les politiques sociales

• Elles désignent l'ensemble des mesures prises par les pouvoirs publics pour améliorer les conditions de vie des individus dans différents domaines tels que le logement, la famille, la santé…

• Elles sont globales lorsqu'elles concernent l'ensemble de la population, sectorielles lorsqu'elles s'attachent à un domaine particulier, ou catégorielles lorsqu'elles ciblent des groupes de personnes aux besoins particuliers.

• Les politiques sociales sont souvent transversales et concernent alors plusieurs ministères (travail, famille, emploi…).

• Les politiques sociales sont définies au niveau national et font l'objet de mesures législatives.

• Les différents types de politiques sociales sont :

– les politiques familiales (aides liées aux charges familiales et aux familles en difficultés) ;

– les politiques contre la pauvreté (aides économiques, accès aux soins, accompagnement professionnel…) ;

– les politiques en faveur des personnes handicapées (meilleure intégration des personnes, aides financières,…).

III. Le développement local

A. Définition

• Il repose sur des actions mobilisant les initiatives locales au niveau des collectivités et des habitants eux-mêmes, éventuellement avec une aide technique ou financière extérieure.

• Les lois de décentralisation, donnent plus de responsabilités aux collectivités territoriales pour mener des projets locaux et une politique d'aménagement plus pertinente car adaptée à chaque territoire.

• La fin des années 1990 est marquée par une série de réformes importantes dans le domaine de l'aménagement du territoire. Elles correspondent à des logiques nouvelles reposant sur la prise en compte des territoires vécus par les habitants.

B. Champ d'intervention

Ses champs d'action sont très vastes et peuvent porter sur la lutte contre les exclusions et les discriminations, l'accompagnement social, le développement social urbain, l'amélioration des conditions de vie…

Assistance-accompagnement social, approche sectorielle et approche globale

▶ ***Qu'entend-on par assistance et accompagnement social, approche sectorielle, approche globale ?***

I. Les concepts

A. L'assistance

Au XIXe et au début du XXe siècle, les termes utilisés sont « assistance » et « bienfaisance ». Entre 1900 et 1930 apparaissent les termes de « protection » et d'« aide ».

Après la Seconde Guerre mondiale, on utilise l'expression « prise en charge » à laquelle vont s'ajouter deux nouvelles formules « approche globale » et « intervention en service social » dans la période 1970-1985.

B. L'accompagnement social

• La notion d'une approche alternative de l'intervention sociale, en rupture avec l'assistance, est née dans le rapport sur la grande pauvreté du père Wresinski (1987). Le terme d'accompagnement social apparaît et prend la forme d'une relation contractuelle d'insertion entre un professionnel spécialisé et un usager d'un service d'action sociale.

• Le terme est utilisé dans les textes juridiques avec la loi du 1er décembre 1988 relative au RMI, la loi Neiertz sur le surendettement en 1989, ou encore, en 1990, la loi Besson sur les mesures d'accompagnement social liées au logement.

• L'accompagnement social est considéré comme l'une des fonctions de l'intervention sociale. Il vise à aider les personnes en difficulté à résoudre leurs problèmes et à instaurer avec elles des relations de soutien, d'entraide, de conseil, de solidarité… Il est fondé sur une démarche volontaire et repose sur la liberté de chacun.

• Les situations qui peuvent justifier l'accompagnement sont multiples : revenu minimum d'insertion, surendettement, accession ou maintien dans un logement, etc.

C. L'intervention sociale

• L'intervention sociale, individuelle ou collective, peut prendre des formes diverses : aide, assistance, prise en charge, suivi social, accompagnement…

• Ces actions peuvent avoir un rôle préventif ou curatif et/ou éducatif.
• L'intervention sociale peut s'adresser à toute personne dans le besoin. Cependant, elle concerne en priorité aux personnes en difficulté ayant besoin d'une aide pour retrouver ou développer leur autonomie.
Les publics ciblés sont :
– les personnes vulnérables (femmes enceintes, personnes âgées, personnes handicapées ou qui risquent de le devenir);
– les personnes en situation ou en danger d'exclusion;
– les personnes qui peuvent bénéficier d'une politique de développement social.
• Les travailleurs sociaux sont les intervenants prioritaires de l'intervention sociale. Cependant, d'autres acteurs peuvent faire de l'intervention sociale : associations, psychologues, chargés de mission de la ville, agents des HLM, chefs d'entreprise,...

II. De l'approche globale à l'approche catégorielle

• L'**approche sectorielle** est la prise en charge d'un besoin de l'usager par une structure spécialisée dans le domaine de ce besoin (ex. : handicap, logement, insertion).
• L'**approche globale** est la mise à contribution de plusieurs acteurs, chacun dans son champ de compétences, pour assurer une continuité d'accompagnement de l'usager (ex. : Plan de cohésion sociale).

III. Les principes d'organisation territoriale

• Pour répondre à la multiplicité des acteurs intervenant dans le domaine de l'action sociale, tant du secteur public (État, collectivités territoriales, etc.) que du secteur privé (associations, entreprises, etc.), une mise en cohérence des compétences s'impose.
• Il s'agit de mieux structurer les territoires et de développer une approche par projet. Pour cela, les différents acteurs travaillent en partenariat. Les réseaux destinés à la coordination et la complémentarité des différents opérateurs garantissent une continuité dans l'accompagnement de l'usager.

IV. La place de l'usager

La loi du 2 janvier 2002 vise à rendre l'usager acteur de son projet de vie en garantissant le respect de ses droits. L'objectif est de le responsabiliser en l'accompagnant dans la prise de conscience de ses ressources personnelles.

La notion de risque social

▶ *Qu'entend-on par risque social ? Quelles sont ses formes ? Quels sont les types de couverture des risques ?*

I. Notion de risque social

A. Définition

• Chaque individu supporte dans sa vie des risques dus à sa nature humaine et à la vie en société. Les différents risques sociaux sont la maladie, l'accident, la vieillesse, l'invalidité, la maternité, le chômage, les charges familiales, le décès et bientôt la dépendance.

• Le caractère social d'un risque dépend de l'appréciation que le groupe social porte sur ce risque et de sa volonté à consacrer une partie de ses moyens à aider les victimes. Le risque est « social » car ses conséquences sont couvertes par des systèmes collectifs de protection.

B. Conséquences

Un risque social se caractérise par ses conséquences sur la situation économique des individus en entraînant soit une diminution de revenus, soit un accroissement des dépenses.

C. Types

• Les risques physiques altèrent la capacité de travail. Ils peuvent être d'origine professionnelle (accident ou maladie) ou non professionnelle (maternité, vieillesse…).

• Les risques économiques empêchent l'exercice d'une activité professionnelle (chômage, inadaptation à l'emploi).

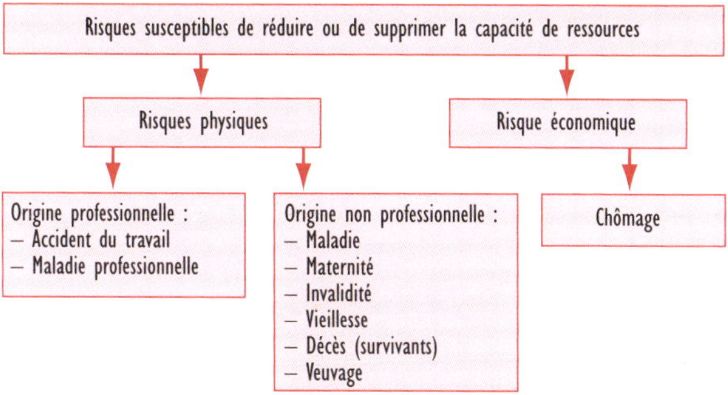

II. La couverture des risques

Plusieurs moyens permettent de se prémunir contre les risques susceptibles de menacer la sécurité de l'individu. Ils résultent d'une longue évolution.

A. L'assistance

L'assistance est un geste volontaire et facultatif d'aide aux démunis de la part de personnes privées ou d'institutions publiques. Aujourd'hui, la volonté de solidarité tend à la remplacer.

B. L'assurance

- Elle consiste à étaler sur tous les membres d'un groupe la charge d'un préjudice causé à autrui. C'est une technique volontaire de protection qui suppose un esprit de prévoyance.
- Elle repose sur un mécanisme commercial avec bénéfices, mécanisme adapté seulement à certains risques et aux populations les plus riches.
- Fondées sur la prévoyance, les assurances remboursent à leurs assurés tout ou partie du ticket modérateur et prennent en charge les conséquences des risques contre lesquels les individus ont voulu se protéger.

C. La mutualité

- Elle consiste à étaler la charge des risques sur les membres, mais sans but lucratif.
- Gérée par des mutuelles, elle joue un rôle complémentaire à l'assurance maladie. Son rôle est croissant dans la protection sociale.

D. La solidarité

Ce principe partage la charge du risque social sur l'ensemble de la collectivité. Cette charge doit être proportionnelle à la capacité de chacun. Elle repose sur l'aide sociale, gérée essentiellement par les départements, financée par les impôts.

III. La Sécurité sociale

Créée en 1945, la Sécurité sociale couvre la quasi-totalité de la population française. Elle est financée par des cotisations sociales, mais aussi de plus en plus par des taxes et des impôts.

Modèles de référence : fondements du système français

▶ ***Quelles sont les étapes de la mise en place de la protection sociale en France ? Quelle est son organisation ?***

I. Origine et évolution

A. Le principe

La protection sociale se définit à la fois par les risques qu'elle couvre et par les institutions qu'elle met en œuvre. Elle nécessite de déterminer :
- les personnes protégées ;
- les risques à couvrir ;
- les modalités de protection.

La protection de base s'appliquant pratiquement à toute la population est assurée par la Sécurité sociale proprement dite et par des organismes publics et privés de protection complémentaire.

B. Les étapes

- Le système français de protection sociale s'inscrit dans un contexte historique. Longtemps, les seuls moyens de protection furent la solidarité familiale, l'épargne et l'assurance privée.
- L'ordonnance du 4 octobre 1945 pose le principe de la généralisation de la sécurité sociale et repose sur la solidarité nationale. Il garantit à la population des revenus suffisants ou des prises en charge pour assurer la subsistance familiale.
- L'extension à l'ensemble de la population s'est faite progressivement. Le système français ne forme pas un ensemble homogène. Il s'est construit par l'addition de régimes socioprofessionnels très divers au régime général.
- L'ordonnance relative à l'organisation de la Sécurité sociale du 24 avril 1996 vise à une plus grande cohérence.

II. Les modèles de référence

A. Le système dit « bismarkien »

Ce système est fondé sur l'idée de solidarité professionnelle. Les prestations, en particulier les revenus de remplacement, sont versées en fonction des contributions de chacun ; leur financement s'appuie sur des cotisations obligatoires assises sur les revenus d'activité, partagées entre l'assuré et son employeur.

Ce système est dit d'assurances sociales. Les pouvoirs publics, pour certaines branches, peuvent ajouter une subvention.

B. Le système dit « bévéridgien »

Le *National Health Service* (NHS) créé en 1948 permet un accès universel gratuit aux soins, à partir d'un financement par l'impôt. Il couvre l'ensemble de la population et distribue des prestations généralement forfaitaires. Ce dispositif est dit d'assistance.

L'État organise la garantie d'un minimum, défini par rapport aux besoins et servi à tous les citoyens.

C. Les enjeux

De nombreux systèmes s'inspirent de ces deux modèles, mais il faut aussi tenir compte du niveau de décentralisation, des organisations administratives du pays, des habitudes culturelles.

Quel que soit le système, tous les pays européens sont confrontés à l'augmentation des dépenses de santé et se sont lancés dans la réorganisation de leur système de soins.

III. Organisation

- En France, le financement est assuré par des cotisations salariales et patronales et par une fiscalisation partielle.
- Le système de sécurité sociale comprend le régime général, le régime agricole et les régimes de professions indépendantes.

On distingue trois branches :

– la branche assurance maladie, maternité, invalidité, décès, accidents du travail ;

– la branche assurance vieillesse ;

– la branche prestations familiales.

- Le régime général protège la population des conséquences financières des risques par l'octroi de prestations (allocations familiales, versement du RMI, indemnités journalières, allocation logement…)

La Sécurité sociale exerce aussi une action sanitaire et sociale (prévention des risques, équipement sanitaire et social, aides au logement, aux vacances…).

- L'État intervient pour assurer certaines dépenses (bourses scolaires, indemnisation des chômeurs en fin de droits, etc.). Les collectivités territoriales agissent également : les communes peuvent prendre en charge certaines dépenses des retraités aux ressources faibles (ex. : dépenses de transport).
- Les administrations privées ou les associations (organisations caritatives comme le Secours catholique par exemple) prennent en charge également une partie de la protection sociale en direction des personnes défavorisées.

Le régime général de la Sécurité sociale

▶ ***Quels sont les principes des différents systèmes de protection sociale et quel est leur financement ?***

I. Le régime général

A. Caractéristiques

• Le régime général est le principal régime de base de la Sécurité sociale. Il concerne la plupart des travailleurs salariés de l'industrie, du commerce et des services ainsi que toutes les catégories sociales ne relevant pas d'une branche professionnelle.

• Il assure la couverture des risques maladie, maternité, invalidité, décès, veuvage, vieillesse, accidents du travail et du trajet, maladie professionnelle, et verse des prestations en nature (remboursements) ou en espèces (par exemple : indemnités journalières).

• Il comporte une branche de recouvrement et quatre branches de risques : maladie, accident du travail, vieillesse, allocations familiales.

B. Organisation

Le régime général repose sur des caisses locales et régionales, organismes de droit privé chargés d'un service public et coordonnés par trois caisses nationales et par une agence centrale, établissements publics à caractère administratif. La trésorerie est gérée par l'Acoss.

C. Financement

• Les recettes : elles proviennent essentiellement des cotisations prélevées sur les revenus professionnels auxquelles s'ajoutent des impôts et des taxes (par exemple : CSG, RDS, taxes sur l'alcool et le carburant).

• Le rôle de l'État et du Parlement :

– la loi constitutionnelle du 22 février 1996 confère au Parlement le pouvoir de déterminer les conditions de l'équilibre financier et d'en fixer les objectifs de dépenses ;

– la loi organique du 22 juillet 1996 institue les lois de financement de la Sécurité Sociale par lesquelles le Parlement doit fixer l'objectif national des dépenses d'assurance maladie.

• Depuis quelques années, la Sécurité sociale est en déficit continu, et celui-ci tend à augmenter fortement. Les raisons :

– augmentation des dépenses (consommation médicale, nombre de retraités…) ;

– baisse des recettes due à la conjoncture économique (nombre de chômeurs, entrée tardive sur le marché du travail).

• Pour arriver à équilibrer les comptes de la Sécurité sociale, les pouvoirs publics disposent donc de deux moyens d'action : augmenter les recettes et diminuer les dépenses.

II. Structure du régime général

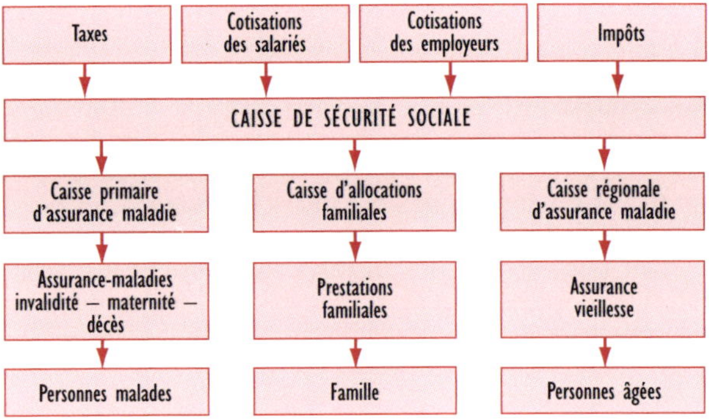

Le circuit de financement de la Sécurité sociale

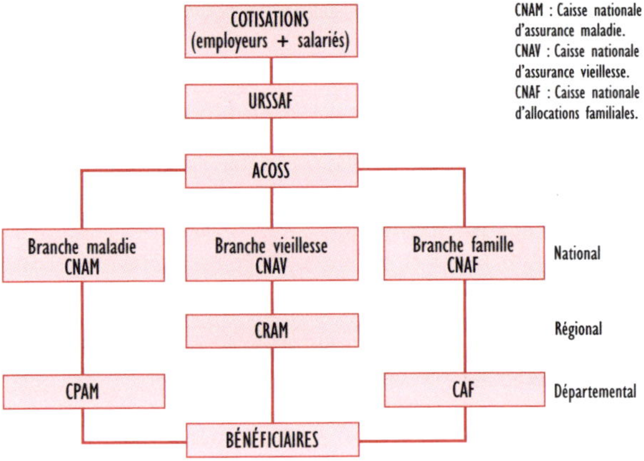

Les assurances sociales du régime général

▶ ***Quelles sont les prestations « assurance maladie, invalidité, vieillesse, accident du travail » ?***

I. L'assurance maladie

A. Bénéficiaires

Les assujettis au régime général et les membres de leur famille peuvent bénéficier sous certaines conditions de l'assurance maladie. Pour cela, il faut :

– être **assuré social** ; la qualité d'assuré social peut s'acquérir soit par l'affiliation obligatoire (lié à la qualité de salarié), soit par l'affiliation au titre de la couverture maladie universelle ;

– être **ayants droit** (conjoint, concubin, enfants à charge…).

B. Prestations

L'assurance maladie a un double rôle : elle permet à l'assuré et à ses ayants droit de faire face aux frais médicaux et paramédicaux ;
elle compense, par le versement d'indemnités journalières, la perte de salaire subie par un assuré qui se trouve dans l'incapacité physique de travailler du fait d'une maladie ou d'un accident.

• Les **prestations en nature**

Elles couvrent, sous forme de remboursement total ou partiel, les frais médicaux ou paramédicaux engagés par l'assuré ou par ses ayants droit (honoraires médicaux, radiographies, analyses de laboratoire, frais d'hospitalisation…).

Les mécanismes de couverture reposent sur les principes de la médecine libérale (liberté d'installation des médecins, libre choix du praticien par le patient, liberté de prescription du praticien, le paiement direct à l'acte…).

Les principes de remboursement s'appuient sur la base des tarifs de responsabilité (tarifs conventionnels définis sur la base de la nomenclature ou aux tarifs fixés par voie réglementaire). Une partie n'est pas remboursée : le ticket modérateur.

• Les **prestations en espèces**

Ce sont des sommes destinées à dédommager le salarié de la perte de son salaire lorsqu'il doit interrompre son travail pour des raisons de santé.

Les conditions d'octroi diffèrent selon la durée d'arrêt de travail. L'indemnité journalière est égale à la moitié du « gain journalier de base », dans la limite d'un plafond fixé par l'assurance maladie.

II. L'assurance « accident du travail »

- L'assurance « accident du travail » couvre les risques accident du travail, accident du trajet et maladie professionnelle.
- Les prestations de l'assurance « accident du travail » sont plus avantageuses que celles qui résultent des risques non professionnels. En cas de faute inexcusable ou intentionnelle, l'employeur engage sa responsabilité civile et pénale.
- La prise en charge des soins est totale (principe du tiers payant).

III. L'assurance vieillesse

A. Principes

Le risque vieillesse est couvert par deux principes essentiels : celui de l'assurance et celui de la solidarité.

- L'assurance vieillesse est un système de répartition qui consiste à attribuer, au moment de la cessation d'activité, des prestations à ceux qui ont cotisé.
- Un minimum vieillesse garantit un minimum de ressources aux personnes qui n'ont pas cotisé.

B. L'assurance vieillesse

La loi du 21 août 2003, dite « loi Fillon », a pour but de préserver le système actuel en prenant en compte l'allongement de l'espérance de vie. Elle vise à augmenter la durée d'activité nécessaire pour l'obtention d'une pension de retraite à taux plein.

C. Les enjeux

La branche vieillesse est en déficit croissant dû à la crise économique. Les causes sont l'augmentation de l'effectif des retraites, les mutations démographiques, la dégradation du rapport cotisants-retraités et l'augmentation de l'espérance de vie.
Une loi votée en 2010 fonde un nouveau contrat social des retraites et vise à augmenter l'âge de départ à la retraite.

La protection complémentaire

▶ ***Quels sont les principes et le rôle des mutuelles ?***
Quels sont les modes de financement et les bénéficiaires ?
Quels sont les enjeux actuels ?

I. Les organismes complémentaires

A. La prévoyance

• Le système de Sécurité sociale reste l'ossature du système de protection sociale. Mais des systèmes de protection complémentaires s'ajoutent. Ils assurent :

– une prévoyance légalement obligatoire (par ex. : régimes de retraite complémentaire) ;

– une prévoyance non légalement obligatoire, soit collective (mutuelles), soit individuelle (assurances).

• En 2009, ils ont participé pour 9 % au financement courant de la dépense de soins et de biens médicaux, et cette participation est en augmentation.

B. L'État et les collectivités

L'État et les collectivités locales suppléent au défaut de couverture sociale, notamment par la couverture maladie universelle (CMU) créée en 2000, et leur intervention s'accroît.

C. La caisse nationale de solidarité pour l'autonomie (CNSA)

Instauré en 2005, cet organisme a pour but de financer la prise en charge de la perte d'autonomie des personnes âgées et handicapées grâce aux recettes issues de la journée de solidarité.

II. Les mutuelles

A. Statut

• Les mutuelles sont régies par le nouveau code de la mutualité du 19 avril 2001. Il s'agit de groupements à but non lucratif qui, essentiellement au moyen de cotisations de leurs membres, se proposent de mener, dans l'intérêt de ceux-ci ou de leur famille, une action de prévoyance, de solidarité et d'entraide.

• Elles contribuent : à la prévention des risques sociaux liés à la personne et à la réparation de leurs conséquences ; et au développement culturel, moral et physique de leurs adhérents et à l'amélioration de leurs conditions de vie.

• Les mutuelles sont gérées par leurs adhérents et relèvent du code de la mutualité. Les sociétés mutualistes peuvent créer et gérer des établissements sanitaires (cliniques, centres médicaux) ou sociaux (maisons de retraite) selon le principe de spécialité.

B. Organisation

Le fonctionnement des mutuelles est assuré par deux organes : l'assemblée générale et le conseil d'administration.

C. Financement

Les ressources sont essentiellement constituées par les cotisations des adhérents. Les modalités de fixation de ces cotisations peuvent varier. Elles sont généralement proportionnelles au salaire des adhérents.

D. Unions et fédérations

Les mutuelles peuvent se regrouper en unions (par exemple : unions départementales) et les unions en fédérations (par exemple : Fédération nationale de la mutualité française).

III. Actions

A. Prestations et services

• Les mutuelles versent à leurs membres les prestations en cas de maladie, de maternité, de vieillesse, d'invalidité ou de décès. Elles assurent un rôle complémentaire aux régimes de Sécurité sociale (par exemple : prise en charge du ticket modérateur).

• Les taux et les conditions d'attribution varient selon les mutuelles.

• Les mutuelles participent à la protection complémentaire de la couverture maladie universelle.

• Les mutuelles peuvent créer et gérer des institutions sanitaires (cliniques, centres dentaires, centres médicaux…), médico-sociales (maisons de retraite…) ou culturelles.

B. Perspectives et actions sociales

• Le rôle de la mutualité s'accroît car la part des dépenses de soins à la charge des assurés augmente.

• Les mutuelles peuvent intervenir dans d'autres secteurs comme la protection juridique ou l'assistance aux personnes.

IV. Enjeux

En 2008, 75,5 % des dépenses de santé sont financées par la Sécurité sociale, 1,3 % par l'État et les collectivités territoriales, 13,8 % par les couvertures maladie complémentaires et 9 % par les individus eux-mêmes (Insee).

Même si la protection complémentaire est en augmentation, certaines populations en restent exclues : les étrangers et les plus pauvres.

L'indemnisation du chômage

▶ ***Quel est le système d'indemnisation du chômage ? Quelles sont les prestations ?***

I. La notion de chômeur

A. Définition

Selon le Bureau international du travail (BIT), un chômeur est une personne en âge de travailler (15 ans ou plus) qui répond à trois conditions : être sans emploi, être disponible pour prendre un emploi dans les quinze jours ; chercher activement un emploi ou en avoir trouvé un qui commence ultérieurement.

B. Chiffres

En janvier 2010, 2 664 600 personnes étaient au chômage selon la définition du BIT. L'augmentation du nombre de demandeurs d'emploi s'établit à 11,4 % sur un an.

II. Les organismes

A. Un opérateur unique

• La loi du 13 février 2008 « relative à la réforme de l'organisation du service public de l'emploi » procède à la fusion de l'ANPE et du réseau opérationnel de l'Unédic, afin de constituer un opérateur unique, Pôle emploi, dont le conseil d'administration comprend, des représentants de l'État, des employeurs et des salariés.

• Cette nouvelle institution nationale publique, dotée de la personnalité morale et de l'autonomie financière, a pour mission :

– la prospection du marché du travail, la collecte des offres d'emploi aides et conseils aux entreprises dans leur recrutement ;

– l'accueil, information, orientation et accompagnement des personnes, disposant ou non d'un emploi, à la recherche d'un emploi, d'une formation ou d'un conseil professionnel, etc.

B. Les maisons de l'emploi

• Pilotées par les instances locales, elles fédèrent et mutualisent les moyens de la lutte contre le chômage à l'échelle du bassin de l'emploi. Dans chaque région, est créé un « conseil régional de l'emploi ».

• La loi n° 2005-32 du 17 janvier 2005 dite de programmation pour la cohésion sociale s'inscrit dans un plan à 5 ans visant à traiter ensemble les problèmes d'emploi, de logement et d'égalité des chances.

III. Les prestations

A. Principe

Les chômeurs déclarés à Pôle emploi peuvent percevoir des allocations chômage. En chômage partiel ou total, les demandeurs d'emploi peuvent aussi bénéficier d'aides telles que des formations rémunérées ou le versement du RSA (Revenu de solidarité active).

B. L'allocation d'aide au retour à l'emploi (ARE)

L'ARE est un revenu de remplacement versé par l'Assédic sous certaines conditions aux personnes inscrites comme demandeurs d'emploi et involontairement privés d'emploi. L'ARE est versée pour une durée qui varie selon l'âge de l'intéressé, la durée de son affiliation à l'assurance chômage et la date de fin de son contrat de travail.
Le montant de l'ARE est calculé à partir du salaire journalier de référence du bénéficiaire.

C. Les aides de l'État

Les demandeurs d'emploi qui ne bénéficient pas ou plus de l'allocation d'aide au retour à l'emploi (ARE) peuvent être indemnisées par l'État au titre du régime de solidarité et percevoir :
– l'allocation de solidarité spécifique (ASS);
– l'allocation équivalent retraite (AER), en complément ou en remplacement de l'ARE.
Une demande de revenu minimum d'insertion (RMI) peut être effectuée auprès de la Caisse d'allocations familiales (CAF).

D. Le projet personnalisé d'accès à l'emploi

L'accompagnement des chômeurs s'inscrit dans un projet personnalisé d'accès à l'emploi (PPAE).

La notion de besoin de santé

▶ ***Quelles sont les notions de besoin de santé, d'offre et de production de soins?***

I. Le besoin de santé

A. Notion

• La satisfaction de certains besoins est indispensable (besoins physiologiques); pour d'autres, elle varie selon les individus et les groupes sociaux (besoins culturels).
• Le besoin de santé est subjectif et varie d'un individu à l'autre (notion de seuil de tolérance).
• Les besoins de santé s'accroissent et se diversifient sans cesse avec l'élévation du niveau de vie, de l'instruction et le développement des techniques médicales.

B. Besoin

• L'économie répond au besoin de santé par la production de biens (médicaments, appareillage...) et de services (consultations médicales...).
• Le besoin de santé peut être réel ou subjectif, quantifiable ou difficilement évaluable cliniquement.
• Le besoin peut être individuel ou collectif (lutte contre une épidémie). Il peut s'exprimer (recours aux soins) ou rester latent.

II. Classification et détermination des besoins de santé

A. La classification selon l'OMS

L'OMS distingue trois types de besoins :
– les **besoins perçus par l'individu**, réels ou subjectifs;
– les **besoins déterminés par les techniciens** de la santé; dans certains cas, ils dépassent les besoins perçus et s'appuient sur le dépistage systématique de certaines pathologies;
– les **besoins confirmés scientifiquement**, relevant de l'écart entre un état de santé existant et un état de santé optimal mesurable.

B. Les étapes de la détermination des besoins

La connaissance des besoins de santé s'appuie sur deux critères :
– la détermination des problèmes sanitaires de la population réalisée par des études et des enquêtes épidémiologiques fondées sur des indicateurs sanitaires et démographiques (évaluation qualitative et quantitative) ;
– le tri et l'interprétation des statistiques sanitaires et démographiques visent à prendre en compte les réalités économiques et politiques et la diversité des situations des différentes populations (par exemple : besoins en établissements sanitaires).

III. L'offre de santé

- L'offre de santé est constituée par un ensemble de biens (médicaments) et de services (consultations) proposées à une population.
- Le système de santé français s'appuie sur la médecine libérale et ses principes (libre choix du médecin par le malade) et sur la Sécurité sociale.
- Les acteurs comprennent les professions de santé médicales et pharmaceutiques, les auxiliaires médicaux, les équipements hospitaliers publics et privés et les producteurs de soins.
- Les progrès scientifiques et techniques ont développé l'offre de soins. Des mesures visent à réduire les dépenses.

La consommation médicale

▶ ***Comment définir la consommation médicale ? Comment évolue-t-elle ?***

I. Concepts

A. Définitions

• La consommation médicale totale comprend l'ensemble des soins et biens médicaux et les services de prévention. Chaque année, elle figure dans les comptes de la nation.

• En 2009, les dépenses de santé ont représenté 2 724 euros par habitant en France, soit un total de 223,1 milliards d'euros. Ce montant, toujours plus élevé, représente 11,7 % du produit intérieur brut (PIB).

• La consommation de soins et de biens médicaux (CSBM) atteint 175,7 milliards, soit 9,2 % du PIB. Elle a augmenté de 3 % en 2009. La progression du prix de la CSBM reste limitée en raison de la diminution du prix des médicaments.

B. Comparaisons

En Europe, la France est le pays qui consacre la plus forte part de son PIB à la santé. Elle se situe en troisième position des pays membres de l'OCDE.

II. Structure

Évolution de la structure du financement de la consommation de soins et de biens médicaux en %

	2005	2006	2007	2008	2009
Sécurité sociale de base (1)	77,0	76,3	76,2	75,5	75,5
État et CMU-C org. de base	1,3	1,4	1,4	1,3	1,3
Organismes complémentaires	13,2	13,4	13,5	13,7	13,8
dont Mutuelles (2)	7,7	7,8	7,7	7,7	7,7
Sociétés d'assurance (2)	3,1	3,2	3,3	3,5	3,6
Institutions de prévoyance(2)	2,5	2,4	2,5	2,5	2,5
Ménages	8,4	8,9	8,9	9,5	9,4
TOTAL	100,0	100,0	100,0	100,0	100,0

1. Y compris déficit des hôpitaux publics.
2. Y compris prestations CMU-C versées par ces organismes.

Sources : DREES, Comptes de la santé.

III. Évolution de la répartition de la consommation

• La **consommation de soins d'hospitalisation** représente environ 44,4 % de la consommation totale, les soins médicaux 27,5 %, la médecine préventive 2 %.
• Les dépenses hospitalières constituent le poste le plus important. Cependant, en croissance très nette dans les années 1970, elles voient leur part diminuer dans l'ensemble de la consommation des soins et biens médicaux (CSBM) depuis 1980, du fait du ralentissement de la croissance de la masse salariale.
• La croissance de la **consommation de soins ambulatoires** marque un net ralentissement par rapport à 2008.
• La **consommation de biens médicaux** représente 20,1 % de la consommation des soins et biens médicaux. Le déremboursement de médicaments, la politique de maîtrise de la consommation des biens médicaux contribuent à modérer la croissance.
• La **consommation de services de médecine préventive** (médecine du travail, médecine scolaire, PMI, programmes de santé publique…) reste faible.
• La réforme du système de santé, amorcée en 2002, permet d'enrayer la progression des dépenses en rationalisant celles-ci.

Taux de croissance annuel du PIB et de la masse salariale

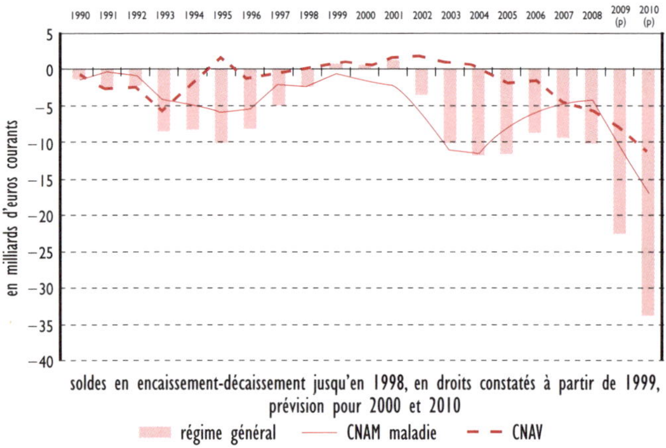

Source : Commission des comptes de la sécurité sociale, rapport d'octobre 2009.

La dépense courante de santé

▶ *Qu'entend-on par* **dépense courante de santé** *?*

I. Définition et évolution

A. Dépense de santé

• Globalement, les dépenses de santé sont plus élevées que la consommation médicale totale. Il faut y ajouter les autres activités, qui, bien que n'étant pas directement médicales, contribuent à répondre aux besoins de santé. Par exemple :
– aide aux malades (indemnités journalières de la Sécurité sociale) ;
– formation des personnels médicaux et paramédicaux ;
– recherche médicale ;
– prévention sanitaire collective (éducation sanitaire, contrôle sanitaire aux frontières, hygiène du milieu...) ;
– gestion des services.

• L'ensemble de ces dépenses, constitué par la consommation médicale totale et les dépenses ci-dessus, correspond à la **dépense nationale courante de santé** (DNCS).

B. Évolution

La DNCS a atteint en 2009 plus de 223 milliards d'euros, soit 10,9 % du PIB.

II. Les facteurs de croissance de la consommation médicale totale

A. L'augmentation des prix des biens et des services

La croissance des dépenses de santé dépend du taux d'inflation générale, car les tarifs en vigueur tiennent compte des salaires et autres consommations dont les coûts sont liés à l'évolution générale des prix.

B. La progression démographique

La modification de la structure par âge de la population (vieillissement) a une forte incidence sur les dépenses de santé, car la consommation médicale croît avec l'âge.

C. Les facteurs agissant sur la demande

• Les besoins de la population évoluent du fait d'une exigence de santé plus grande et de progrès médicaux continus.

• La population est mieux informée (éducation à la santé, information médiatique) et a une confiance accrue dans la médecine.

• La consommation médicale augmente avec le niveau d'études et varie selon les catégories socioprofessionnelles, l'âge, le sexe et la taille de la famille.
• Un autre facteur est la couverture sociale à l'ensemble de la population et le développement des couvertures complémentaires.
• Enfin, les pathologies dites «à retentissement social» nécessitent des traitements longs et coûteux (sida, cancers...).

D. Les facteurs agissant sur l'offre

• Divers facteurs sont présents :
– la technicisation des pratiques médicales (scanner, laser, analyses biologiques);
– la diffusion des innovations;
– l'augmentation du nombre de médecins et la spécialisation du corps médical;
– la liberté de prescription des médecins.
• La commission des comptes de la Sécurité sociale (2008) identifie d'autres causes, comme l'exonération du ticket modérateur, la revalorisation des honoraires, la réduction du temps de travail à l'hôpital, les départs à la retraite...

LA CONSOMMATION DE SOINS ET DE BIENS MÉDICAUX

	Valeurs (en milliards d'euros)			Taux d'évolution annuels moyens (en %)			
	2007	**2008**	**2009**	**2000-2005**	**2007**	**2008**	**2009**
1. Soins hospitaliers	**72,5**	**75,1**	**78,0**	**5,1**	**3,5**	**3,7**	**3,8**
publics	56,0	57,8	60,0	5,1	3,2	3,3	3,7
privés	16,5	17,3	18,0	5,0	4,4	4,9	4,4
2. Soins ambulatoires	**45,0**	**46,8**	**48,3**	**5,6**	**5,2**	**4,1**	**3,0**
dont médecins	20,8	21,6	22,1	4,7	4,8	3,6	2,4
dentistes	9,4	9,6	9,8	5,5	3,5	2,5	1,5
auxiliaires médicaux	10,2	11,0	11,6	7,1	8,4	7,2	5,9
analyses	4,2	4,3	4,5	7,3	3,2	2,7	2,6
cures thermales	0,3	0,3	0,3	1,1	5,0	0,4	1,0
3. Transports de malades	**3,2**	**3,4**	**3,6**	**8,4**	**4,9**	**4,0**	**6,8**
4. Médicaments	**33,6**	**34,5**	**35,4**	**5,9**	**3,8**	**2,7**	**2,5**
5. Autres biens médicaux	**9,6**	**10,2**	**10,5**	**8,1**	**7,3**	**5,9**	**2,8**
CSBM (1 + ... + 5)	**164,0**	**170,1**	**175,7**	**5,6**	**4,2**	**3,7**	**3,3**

Source : DRESS, Comptes de la santé.

La maîtrise des dépenses de santé

▶ ***Quelles sont les politiques de régulation mises en place afin de réduire les dépenses de santé ?***

I. Contexte

A. Justification

• La croissance des dépenses de santé est devenue progressivement difficile à supporter, à la fois économiquement et politiquement, d'où la mise en place, dès 1975, de mesures visant à ralentir ces dépenses. Depuis cette date, divers plans se sont succédé.
La santé se distingue en effet par une forte intervention des pouvoirs publics, qui régulent l'offre et les prix afin d'agir sur la consommation.
• La croissance des dépenses est un sujet majeur de préoccupation pour tous les pays industrialisés. Elle pose le problème du coût de la santé.
• Il est faux de parler de surconsommation médicale en France, car certaines catégories sociales n'ont pas suffisamment accès aux soins : les chômeurs, les exclus, les jeunes en rupture familiale…
• Il est surtout difficile d'équilibrer recettes et dépenses de santé en période de crise économique. L'économie de la santé est étroitement liée à l'économie générale, car son financement repose essentiellement sur les cotisations salariales et patronales.

B. Difficultés

• La maîtrise des dépenses rencontre des difficultés d'ordre juridique (droits acquis), politique (garanties sociales), économique (lié à la conjoncture) et social (inégalités d'accès aux soins).
• Les solutions doivent concourir à maîtriser les dépenses sans porter préjudice aux patients, ni compromettre le progrès médical.

II. Évolution

• Les différentes formes de soins ne progressent pas au même rythme et dépendent de plusieurs facteurs, comme le vieillissement de la population, le niveau de revenu, la démographie médicale.
• La Constitution a été révisée en 1996 afin que le Parlement puisse légiférer pour fixer chaque année l'objectif national des dépenses d'assurance maladie.

A. L'action sur l'offre

Il est possible d'agir sur l'offre en réduisant au maximum le développement du système de soins, c'est-à-dire en limitant le nombre de médecins (*numerus clausus*), de lits hospitaliers et la quantité des équipements (schéma d'organisation sanitaire).

B. L'action sur la demande

• Les conventions médicales comprennent depuis 1976 un « objectif de maîtrise concertée des dépenses ». Chaque médecin fait l'objet d'un tableau d'activité statistique et encourt des sanctions en cas d'abus.

• Depuis 1993, des références médicales opposables listent les prescriptions et le volume des actes nécessaires pour une pathologie donnée. En cas de dépassement, le médecin risque des sanctions.

• Depuis 1996, les dépenses d'assurance maladie sont contrôlées par l'État et le Parlement.

• La réforme de l'assurance maladie du 13 août 2004 introduit diverses mesures (parcours de soins, médicaments génériques, baisse des prix...).

C. Autres mesures

Elles comprennent :

– les alternatives à l'hospitalisation et à la chirurgie ambulatoire ;

– les réseaux de santé (réseaux de soins coordonnés, filières de soins) ;

– les centres de santé (activités de soins sans hébergement pour des publics ciblés).

III. Perspectives

La loi de financement de la Sécurité sociale (LFSS) pour 2009 a pour objectif de ramener le déficit du régime général à 8,9 milliards d'euros par la maîtrise des dépenses de santé.

Elle vise aussi à :

– limiter la fraude et les abus ;

– inciter l'activité des séniors ;

– trouver des recettes nouvelles ;

– diminuer les dépenses.

L'organisation du système de santé

▶ ***Quelles sont les différentes composantes du système de santé ? Quelles sont les structures administratives ?***

I. Définition

A. Notion de service de santé

Pour l'OMS, un système de santé comprend toutes les activités, officielles ou non, qui portent sur les services de santé mis à la disposition d'une population et sur l'utilisation de ces services.

B. Objectifs

Le système de santé contribue à la prévention, aux soins donnés aux maladies, à la santé publique. Il regroupe les soins de santé, la promotion de la santé et la prévention.

II. Les structures de prévention

A. Définition

En France, la prévention s'appuie sur des lois et règlements, et sur des programmes de prévention ciblés ou généraux.

B. Organismes

• La prévention en matière sanitaire est assurée par divers services et institutions financés soit par le secteur public, soit par le secteur semi-public.

• Selon les cas, les services concernent une population dans son ensemble ou une population déterminée (enfants, travailleurs, personnes âgées…).

III. Les structures administratives

A. Les services à l'échelon national

• Le domaine des «Affaires sociales» est géré par un ou plusieurs ministères et par les services déconcentrés de l'État, échelons locaux (ARS).

• Les structures gouvernementales changent avec chaque gouvernement. En 2010, le secteur sanitaire et social relève de plusieurs pôles : santé et sport, travail, solidarité et fonction publique.

B. L'organisation des services ministériels

• Un ou plusieurs ministres délégués ou secrétaires d'État peuvent être placés auprès du ministre principal (par exemple : aînés, emploi, logement et urbanisme...).
• Les structures permanentes reposent principalement sur les directions ministérielles centrales et sur les services et organismes rattachés.
• Les directions de l'administration centrale sont composées de fonctionnaires permanents.
• Les services et organismes rattachés sont constitués de délégations interministérielles, de l'Inspection générale des affaires sociales et de structures techniques d'appui.

C. Les services déconcentrés de l'État

• Les lois de décentralisation ont pour but de clarifier les rôles respectifs de l'État et des départements en définissant des « blocs de compétence », instaurant ainsi plus de cohérence.
• Depuis 1996, l'Agence régionale d'hospitalisation est dotée d'importants pouvoirs en matière d'offre de soins.
• 2004 : instauration des pôles régionaux de santé (regroupement des services déconcentrés) et du comité de l'administration régionale. Les préfets de région deviennent les garants de la cohérence de l'action des services.
• Les ARS sont les services de l'État au niveau régional et départemental.

Les problèmes de santé publique : le cancer

▶ ***Quelles sont les données épidémiologiques ? Quelles conséquences sociales ? Comment prévenir ?***

I. Caractéristiques

A. Définition

Le cancer est une prolifération anarchique de cellules anormales qui se reproduisent massivement en l'absence de traitement. Les cellules détruisent les tissus sains voisins.

B. Données épidémiologiques

• **Morbidité** : le nombre annuel de nouveaux cas est très élevé (plus de 280 000). Les taux de guérison sont très variables d'un cancer à l'autre (50 % chez les femmes et 70 % chez les enfants). Le pronostic dépend surtout du stade et de l'extension de la tumeur.

• **Mortalité** : la mortalité prématurée par cancer est en France environ 20 % plus élevée que le reste de l'Europe. 41 000 décès prématurés (avant 65 ans) sont dus au cancer et représentent 460 000 années potentielles de vie perdues chaque année.

• Avec 150 000 décès par an, il est la première cause de mortalité prématurée chez les hommes et la deuxième chez les femmes.

C. Les facteurs de risques

• **Hommes** : les facteurs de risques sont le tabagisme, l'alcoolisme, l'exposition à l'amiante, les antécédents familiaux, les régimes riches en graisses, l'âge et les facteurs sociaux.

• **Femmes** : l'âge, la ménopause et les grossesses tardives, la multiplicité des partenaires, les MST.

II. Prévention

A. Primaire

• Plus de la moitié des cancers ont une cause connue et pourraient être évités.

• La prévention primaire comprend des actions éducatives visant à développer une meilleure hygiène alimentaire et de vie, des mesures réglementaires et économiques (lutte contre le tabagisme, la pollution, conditions de travail...).

B. Secondaire

La prévention secondaire comprend d'une part, le dépistage précoce des cancers par la connaissance des signes d'alerte et par des examens médicaux réguliers (dépistages, IRM...), d'autre part, le traitement des premières atteintes. Le diagnostic fait appel à des examens complémentaires coûteux (frottis, échographie, scanner...)

C. Tertiaire

• La prévention tertiaire consiste en un suivi médical par les centres de lutte contre le cancer, la réduction des incapacités et des invalidités fonctionnelles.
• Le traitement utilise plusieurs techniques thérapeutiques associées en même temps ou successivement (chirurgie, radiothérapie, chimiothérapie, immunothérapie).

III. Équipement

• Un réseau régional du cancer et un pôle régional coordonnent l'ensemble des acteurs de soins et l'expertise des établissements dans chaque région.
• Les associations (ligue nationale contre le cancer, association pour la recherche du cancer) jouent un rôle dans le domaine de la recherche et de l'information.

IV. Enjeux

• Des efforts sont faits par des organismes (Inserm, CNRS,...) pour rechercher la ou les causes des cancers.
• Le plan de mobilisation nationale contre le cancer (2009-2013) s'inscrit dans la continuité du Plan cancer 2003-2007 et a pour objectif :
– de multiplier les efforts de recherche et d'innovation intégrant leur « transfert » au système de santé ;
– une meilleure prise en compte des inégalités de santé face au cancer ;
– le renforcement de la coordination des soins et de son extension au-delà de l'hôpital par une meilleure implication des médecins traitants ;
– de nouvelles initiatives sanitaires et médico-sociales pour mieux accompagner les personnes dans la « vie pendant et après le cancer ».

Les problèmes de santé publique : les maladies cardiovasculaires

▶ ***Quelles sont les données épidémiologiques ? Quelles conséquences sociales ? Comment les prévenir ?***

I. Caractéristiques

A. Définition

• Les maladies cardiovasculaires (MCV) recouvrent des affections très hétérogènes touchant le cœur ou les vaisseaux (infarctus, artérite,...) soit congénitales soit dues à l'âge.
• L'allongement de la durée moyenne de vie entraîne une augmentation du nombre de décès par MCV.
• Les MCV sont dues à plusieurs facteurs : taux élevé de cholestérol, hypertension artérielle et sédentarité.
• Certains facteurs sont évitables (l'hypertension artérielle, le tabac, le stress, obésité...), d'autres inévitables (sexe, âge, hérédité...).

B. Données épidémiologiques

• **Mortalité :** 147 000 personnes meurent chaque année d'un infarctus du myocarde ou d'un accident vasculaire cérébral malgré les progrès accomplis dans le domaine ces dernières années.
• **Morbidité :** ces pathologies occupent le premier rang des affections de longue durée (ALD) avec 2,8 millions de personnes concernées et concentrent 27 % des dépenses consacrées aux ALD, soit 18,7 milliards d'euros de remboursements.
Les pathologies atteignent surtout les personnes âgées.

II. Prévention

A. Primaire

• Les actions de prévention visent à réduire le plus tôt possible les facteurs de risque que sont le tabagisme, la sédentarité et l'obésité, l'hypertension artérielle, le diabète, en particulier avant 65 ans.
• Cette priorité figure dans le programme national triennal de réduction des risques cardiovasculaires.
• La suppression de ces facteurs favorisants est longue et nécessite des mesures légales (rayons X...).
• L'information du public est nécessaire et passe par des campagnes d'information et des dépistages systématiques.

• Le tabac par exemple est le facteur de risque majeur.

B. Secondaire

• Des examens médicaux réguliers permettent au médecin de dépister des anomalies (prise de la tension artérielle, examen clinique, dosage du cholestérol...).
• Le dépistage des cardiopathies congénitales chez les enfants est assuré dans le cadre de la PMI.

C. Tertiaire

Elle comprend la récupération du muscle cardiaque, la réadaptation fonctionnelle (réengagement progressif à l'effort) et la réinsertion sociale et professionnelle.

III. Enjeux

• La lutte contre les MCV est un enjeu humain (réduire la mortalité) mais aussi social et économique. Les MCV touchent souvent des personnes d'âge moyen et ces décès prématurés constituent un coût pour la société.
• La prévention de ces maladies figure dans les objectifs de la loi relative à la politique de santé publique du 9 août 2004. Ce programme s'inscrit dans le plan ministériel sur les maladies chroniques et le plan ministériel de « prévention et prise en charge des accidents vasculaires cérébraux ».
• **Deux stratégies existent :**
– surveiller plus particulièrement les sujets à risque ;
– conduire à l'échelon de la population, des campagnes d'information sur les facteurs de risque, afin d'inciter chacun à adopter des conduites de santé adaptées.

Les problèmes de santé publique : le sida

▶ ***Quelles sont les données épidémiologiques? Quelles conséquences sociales? Comment lutter?***

I. Caractéristiques

A. Définition

Le VIH désigne le virus de l'immunodéficience humaine. Ce virus infecte certaines cellules qui coordonnent l'immunité (défense de l'organisme). Lorsque des maladies graves dites « opportunistes » apparaissent, le malade a le syndrome de l'immunodéficience acquise (sida).

B. Données épidémiologiques

• 60 millions de personnes sont infectées par le virus depuis les années soixante et 33,4 millions de personnes, dont près de la moitié sont des femmes, vivent en 2009 avec le virus. Parmi ces personnes figurent 2,1 millions d'enfants âgés de moins de 15 ans.

• 25 millions de personnes décédées depuis l'apparition du virus.

• 5,2 millions de personnes ont reçu un traitement contre le VIH à la fin de 2009.

• La répartition géographique est très inégale dans le monde. L'Afrique et l'Asie rassemblent les deux tiers des cas. L'épidémie progresse en particulier chez les jeunes en Europe de l'Est.

• En France, la déclaration des cas de sida avéré est obligatoire. Être séropositif va souvent de paire avec la précarité sociale et économique. Selon l'InVS, en France, de 40 000 à 50 000 personnes ignorent leur séropositivité et 50 % des personnes dépistées sont en situation de retard au diagnostic et à la mise au traitement. La prévalence est estimée fin 2009 entre 135 000 et 170 000 personnes infectées. Le nombre de nouvelles contaminations se situe entre 7 000 et 8 000 par an.

II. Prévention

A. Primaire

Les mesures sont le port du préservatif et l'usage unique des seringues.

B. Secondaire

Le dépistage des anticorps est anonyme et gratuit. Il peut être obligatoire dans certains cas : (dons de sang, d'organes…). Il est systématiquement proposé lors du mariage, d'une grossesse ou de tests prénataux. Depuis mars 2003, tout dépistage positif fait l'objet d'une surveillance par l'Institut de veille sanitaire : la notification obligatoire du VIH. Les données recueillies sont anonymes et servent à l'épidémiologie.

C. Tertiaire

• Les trithérapies antirétrovirales permettent aux malades de vivre plus longtemps. La mise sur le marché de génériques pose le problème de l'accès de la population mondiale aux médicaments.
• La loi du 31 décembre 1991 prévoit un fonds d'indemnisation pour les victimes transfusées ou hémophiles. La loi du 4 mars 2002 renforce les droits des malades du VIH.
• Un vaccin contre le sida est une priorité pour la recherche et devrait voir le jour dans 10 ans.

III. La lutte

A. Les organismes officiels

Les pouvoirs publics ont mis en place un ensemble de structures et de moyens afin de lutter contre la maladie. Parmi eux : le conseil national du sida (1989); l'agence nationale de recherche contre le sida (1992); Sida info service (numéro vert anonyme et gratuit).

B. Les associations

Elles sont très organisées et concernent soit l'information soit la prise en charge des personnes séropositives ou malades. Les plus connues : Aides, Act up, Arcat, Sol en si…

IV. Enjeux

• La **lutte contre les discriminations** : signature d'une convention en vue de faciliter l'accès à l'emprunt pour les personnes à risque aggravé de santé (AERAS).
• Le **soutien financier de l'État** aux associations de lutte contre le sida (37,2 millions d'euros en 2008). Le **Plan sida 2010-2014** redéfinit les stratégies de prévention :
– dépistage généralisé à l'ensemble de la population française âgée de 17 à 70 ans, mais pas obligatoire;
– mise en place de centres de dépistage communautaires pour accueillir les populations dites « à risque » (dont les homosexuels);
– soutenir et accompagner les personnes malades pour améliorer leur qualité de vie.
– soutenir et accompagner les personnes malades pour améliorer leur qualité de vie.
• L'ONU a lancé une bataille planétaire contre la pandémie de sida dans sa déclaration de 1981 (création d'ONU sida en 1996).

Les problèmes de santé publique : l'alcoolisme

▶ ***Quelles sont les données épidémiologiques? Quelles conséquences sociales? Comment lutter?***

I. L'alcoolisme

A. Définition

L'alcoolisme est un état pathologique lié à l'absorption excessive et prolongée de boissons. C'est une forme de toxicomanie avec dépendance physique et psychique.

B. Maladie à incidence sociale

• **Morbidité** : plus de 20 % de la population française âgée de plus de 15 ans présente une consommation excessive.

• **Mortalité** : 37 000 personnes par an. 50 % des décès sont directement imputables à l'alcool et sont en constante diminution (- 40 % en cinq ans). L'alcool est la cause directe de décès par cirrhose et indirecte pour certains cancers et accidents de la circulation (1 200 morts par an).

• **Coût social élevé** : le coût de l'alcoolisme très élevé en raison :
– des coûts sanitaires (frais d'accidents, hospitalisations) ;
– des frais de justice ;
– de la perte de productivité.

Certains éléments sont difficiles à chiffrer (coût social et humain).

• **Conséquences sociales** : le risque d'alcoolisation excessive varie en fonction de la situation sociale (précarité ou non), de la situation familiale (isolement), de la région, etc.

L'alcoolisme perturbe les relations familiales et peut être à l'origine du chômage et de la violence.

C. Les causes de l'alcoolisme

• L'alcoolisme n'a pas de cause directe mais il est dû à un ensemble de facteurs familiaux, culturels, psychologiques (recours contre l'angoisse).

• Chez les jeunes, l'alcool est perçu comme un moyen d'accéder au statut d'adulte et d'intégration au groupe.

II. La prévention

A. Primaire

Elle comprend des actions éducatives visant à donner une meilleure connaissance des risques de l'alcoolisme dès l'école (Plan santé jeunes

2008). Également des actions législatives (la loi Evin limite la publicité, le Code pénal fixe le délit à 0,5 g d'alcool par litre de sang, le code de la route, le code du travail…) et des actions économiques (taxes élevées sur les boissons).

B. Secondaire

Le dépistage est difficile car le malade admet rarement son état. Le dépistage est souvent effectué lors des examens de médecine du travail.

C. Tertiaire

- Puisque les risques de rechute sont élevés, l'abstinence doit être totale et prolongée. Le traitement des buveurs excessifs nécessite un travail d'équipe pluridisciplinaire tenant compte du caractère de maladie psycho-sociale de l'alcoolisme.
- Les associations d'aide regroupent d'anciens buveurs et ont un rôle avéré.
- Les associations nationales de lutte et de prévention contribuent à l'information et coordonnent les moyens de lutte.

III. Les moyens de lutte

La loi du 10 janvier 1991, dite « Loi Évin » a pour objectifs :
– d'améliorer l'information du consommateur : par l'obligation de faire figurer sur les publicités en faveur des boissons alcooliques un message à caractère sanitaire ;
– de réduire l'incitation à la consommation de boissons alcooliques (limitation des supports autorisés pour la publicité) ;
– de réduire l'offre d'alcool (interdiction de distributeurs automatiques de boissons alcooliques, etc.).

La loi relative à la politique de santé publique :
– une meilleure application de la réglementation relative à la lutte contre l'alcoolisme ;
– une meilleure information des effets de la consommation d'alcool lors de la grossesse ;
– la protection des plus jeunes.

Le plan pour la sécurité routière (février 2008) concerne :
– la confiscation du véhicule pour les automobilistes conduisant sans permis, en état de récidive de conduite avec une vitesse excessive, sous l'emprise de l'alcool ou de stupéfiants ;
– un éthylotest antidémarrage (bus scolaires, récidivistes) ;
– la réforme du permis de conduire.

Les établissements de santé

▶ ***Comment définir les établissements de santé ? Quels sont leurs statuts et leurs missions ?***

I. Principes et fonctionnement

A. Les textes

• La diversité des établissements, héritée de l'histoire, marque l'organisation de l'offre de soins hospitalière et en particulier la répartition des lits et de l'activité.
• Les principes et le fonctionnement de l'hospitalisation sont définis par les lois du 31 décembre 1970 et du 31 juillet 1991.
• La loi du 31 juillet 1970 crée la notion de service public hospitalier (SPH) : égalité d'accès, égalité de traitement, continuité du service.
• La loi du 31 juillet 1991 attribue aux établissements de santé, publics ou privés, des missions communes.

B. L'organisation

• Les établissements de santé, publics ou privés, assurent des examens de diagnostic, la surveillance et le traitement des malades, des blessés et des femmes enceintes en tenant compte des aspects psychologiques du patient. Ils participent à des actions de santé publique.
• Ils veillent à l'information du patient, l'évaluation et l'analyse de l'activité et garantissent la sécurité sanitaire.
• Le système hospitalier est régi par deux entités administratives : la Direction de l'hospitalisation et de l'organisation des soins et les agences régionales de l'hospitalisation, dont le pouvoir est renforcé par le Plan hôpital 2012.

II. Typologie des établissements de santé

A. Classification

Ils peuvent être différenciés selon :
– leur **statut juridique** : établissement public de santé, privé à but non lucratif (sous certaines conditions), établissements privés à but lucratif.
– leurs **missions** : participation ou non au service public hospitalier (par ex. : les urgences) ;
– leur **mode de financement** : dotation globale, prix de journée, tarification à la pathologie ;
– leur **spécialisation** : lutte contre le cancer, psychiatrie…

B. Statut juridique

Les établissements publics de santé sont des personnes morales de droit public qui bénéficient de l'autonomie administrative et financière. Ils assurent une mission de service public et sont soumis au contrôle de l'État.

C. Organisation administrative

Les ordonnances du 2 mai 2005 régissent la nouvelle gouvernance hospitalière.

Le Projet d'établissement définit pour une durée maximale de 5 ans, sur la base du projet médical, la politique générale de l'établissement. Il prend en compte les objectifs de formation, de recherche, de gestion et détermine le système d'information de l'établissement.

Il comprend un projet de prise en charge des patients en cohérence avec le projet médical, et le projet de soins infirmiers, de rééducation et médico-technique, ainsi qu'un projet social. Ce projet doit être en cohérence avec les objectifs du SROS (Schéma régional d'organisation des soins), pour garantir sa participation aux réseaux de santé.

D. L'organisation financière

• La codification des actes (PMSI) est remplacée par celle de la tarification à l'activité (T2A) qui instaure une rémunération au nombre d'actes accomplis (à partir du 1er janvier 2008).

• La nouvelle accréditation (V2) permet une évaluation régulière des pratiques à tous les niveaux à travers la mise en place des contrats d objectifs et moyens.

• Les établissements privés sont administrés différemment selon qu'il s'agit d'un établissement à but lucratif (actionnaires) ou non lucratif (conseil d'administration).

III. Perspectives

• Une coopération entre les établissements de santé et la médecine ambulatoire s'articule autour de réseaux de soins destinés à mieux coordonner les soins.

• La politique de restructuration des établissements engagés dans le plan « hôpital 2007 » doit concilier maîtrise des dépenses et égalité d'accès aux soins (regroupements internes dans les secteurs public et privé, opérations de coopération entre établissements, nouvelle tarification, gouvernance interne des établissements, planification régionale).

• Le plan « hôpital 2012 » (période 2008-2012) prévoit de financer l'évolution nécessaire de l'offre de soins (10 milliards d'euros d'investissement).

Le service public hospitalier

▶ ***Qu'entend-on par service public hospitalier ? Quelles sont les missions de service public ?***

I. Le service public hospitalier (SPH)

A. Réglementation

• La loi de décembre 1970 a défini le cadre général de l'hospitalisation autour de la notion de service public. La loi de décembre 1991 a consacré le principe de SPH.

• L'organisation hospitalière repose essentiellement sur lui.

B. Organisation

La notion de SPH évoque tantôt des missions, tantôt des établissements. Il est assuré soit par des établissements publics de santé, soit par les établissements privés sous certaines conditions.

Missions	Établissements
Garantir l'égalité d'accès aux établissements de santé sans discrimination et assurer la continuité des soins. Participer aux actions médico-sociales, à la prévention et à l'éducation à la santé. Assurer le service d'aide médicale d'urgence. Concourir à l'enseignement supérieur, à la formation continue des praticiens, à la recherche. Participer à la coordination des soins.	Établissements de santé publics. Établissements de santé privés à but non lucratif ayant demandé leur participation au service public hospitalier. Établissements de santé privés à but lucratif ayant conclu un contrat de concession de service public. Établissements de santé privés ayant passé un accord d'association avec un établissement public de santé.

C. Statut juridique

• Un établissement public de santé est une personne morale de droit public. Il bénéficie de l'autonomie administrative et financière et est soumis à la tutelle de l'État. Il peut participer à un groupement d'intérêt économique.

• Il peut être communal ou intercommunal, et peut aussi relever du département ou de l'État.

II. Classification

• Selon le **statut juridique**

– les centres hospitaliers (CH), et parmi eux les centres hospitaliers spécialisés (maladies mentales, cancer) ;

– les centres hospitaliers régionaux (CHR) ont une vocation régionale liée à leur haute spécialisation (médecine, chirurgie, obstétrique) ;
– les centres hospitaliers universitaires (CHU) sont des CHR ayant passé une convention avec une université ;
– les hôpitaux locaux assurent des soins en médecine de courte durée.
Le réseau sanitaire spécialisé comprend le secteur psychiatrique, les centres de lutte contre le cancer, la tuberculose, les MST.

• Selon la **durée des soins**

La loi du 31 juillet 1991 établit une classification selon la durée et la nature des soins à dispenser aux usagers.

III. Organisation administrative et financière

A. Les organes

Organes de décision	Organes consultatifs
Conseil de surveillance	Commission médicale d'établissement
Directoire	Comité technique d'établissement
	Commission de soins infirmiers, de rééducation et médico-tehniques
	Commission de relation avec les usagers et de prise en charge de la qualité
	Comité d'hygiène, de sécurité et des conditions de travail

B. Le financement

Depuis 1983, la politique hospitalière s'est dotée de moyens techniques afin de réduire les dépenses de santé. Parmi eux :
– la tarification à l'activité ;
– l'objectif national des dépenses ;
– la planification sanitaire ;
– le système d'information et les procédures d'évaluation.

Les instances de contrôle et d'évaluation

▶ ***Quel est le rôle de l'ARH et de l'ANAES ?***

I. L'agence régionale d'hospitalisation (ARH)

A. Le cadre juridique

• Les ARH, créées en 1996, sont des groupements d'intérêt public constitués entre l'État et l'Assurance maladie.
• L'agence est dirigée par un directeur qui dispose de compétences propres et est administrée par la commission exécutive, organe délibérant présidé par le directeur.
• L'ordonnance du 4 septembre 2003 reconnaît aux directeurs d'ARH un pouvoir de contrôle des établissements de santé. Son objectif : déconcentrer le pouvoir d'autorisation.

B. Les missions

Les missions sont :
– de définir et mettre en œuvre la politique régionale d'offre de soins hospitaliers (planification et autorisations) ;
– d'analyser et de coordonner l'activité des établissements de santé publics et privés (développement des systèmes d'information, mise en place de groupements de coopération sanitaire, GCS) ;
– de déterminer les ressources des établissements (arrête le budget des établissements financés par la dotation globale).
Le contrôle des établissements de santé porte sur :
– le fonctionnement des établissements de santé (visites de conformité préalables à la mise en service d'activités de soins…) ;
– la sécurité sanitaire en collaboration avec les préfets ;
– l'analyse économique et financière des établissements de santé privés (tarification…) ;
– l'organisation et le fonctionnement des établissements (ex. : droit de suspendre un médecin en cas de danger grave, autorisation de création, de transfert ou de suppressions d'activités médicales, SAMU…).

II. L'agence nationale d'accréditation et d'évaluation en santé (ANAES)

A. Le cadre

• L'ordonnance du 24 avril 1996 introduit la procédure d'accréditation en France.

• Tous les établissements de santé doivent faire l'objet d'une procédure externe d'évaluation (accréditation) conduite par l'Agence nationale d'accréditation et d'évaluation en santé (ANAES) afin d'assurer l'amélioration de la qualité et de la sécurité des soins.

B. La procédure

• Elle sert à identifier et corriger des problèmes ou des dysfonctionnements, à faciliter la mise en œuvre des recommandations scientifiques (ex. : infections nosocomiales).

• L'accréditation s'appuie sur la démarche qualité et sur un contrat entre l'ANAES et l'établissement.

• Des experts assurent la visite d'accréditation à partir de référentiels. Par exemple :

– le patient et sa prise en charge (droits et information du patient, dossier du patient…) ;

– le management et la gestion au service du patient (gestion du système d'information, gestion des ressources humaines) ;

– la qualité et la prévention (prévention des risques, vigilances sanitaires, sécurité transfusionnelle…).

La planification sanitaire

▶ ***Qu'est-ce que la planification sanitaire ? Quels sont ses objectifs et ses outils ?***

I. Les fondements

A. Le cadre juridique

• La planification sanitaire est amorcée par la loi hospitalière du 31 décembre 1970. Elle répond aux objectifs suivants :
– veiller à ce que le système de soins soit adapté aux besoins réels et prévisibles de la population ;
– garantir la qualité des réponses à ces besoins.

• L'ordonnance du 4 septembre 2003 réforme la planification pour plusieurs raisons :
– la difficulté à appréhender les besoins à l'aide d'un indice populationniste (ex. : imagerie) ;
– une trop grande complexité de la planification ;
– l'enchevêtrement d'autorisations multiples ;
– la rigidité des procédures.

• Les principes de la planification sont :
– de renforcer et unifier les outils (SROS et GCS) ;
– d'assouplir et simplifier les procédures ;
– de déconcentrer planification et autorisation ;
– de favoriser les solutions contractuelles.

B. Le schéma régional d'organisation sanitaire (SROS)

• Le SROS devient le seul outil à fixer les objectifs et déterminer la répartition territoriale de l'offre de soins (créations, regroupements, suppressions d'installations).

• Le SROS est arrêté sur la base d'une évaluation des besoins de santé physique et mentale de la population et de leur évolution (ex. : vieillissement de la population).

• Il prévoit les évolutions nécessaires de l'offre de soins préventifs, curatifs et palliatifs et suscite les adaptations et complémentarités (réseaux).

• Il tient compte de l'articulation des moyens d'hospitalisation avec la médecine de ville, le secteur médico-social et avec l'offre de soins des régions proches.

• Il comporte des thématiques obligatoires (santé mentale, soins palliatifs…) inscrites par décret.

• La création ou l'extension des établissements de santé sont soumises à l'autorisation du directeur de l'agence régionale de l'hospitalisation (ARH), après avis du comité de l'organisation sanitaire et sociale.
• Le secteur sanitaire est remplacé par le territoire de santé sauf pour le secteur psychiatrique

C. Les contrats pluriannuels d'objectifs et de moyens (CPOM)

L'ordonnance du 4 septembre 2003 prévoit que les ARH concluent des CPOM d'une durée maximale de 5 ans avec les établissements de santé, les groupements de coopération sanitaire…
Ils déterminent les orientations stratégiques des établissements sur la base du SROS et fixent pour chaque établissement des objectifs quantifiés pour les activités de soins et équipements lourds pour lesquels une autorisation est délivrée.

II. Les procédures

L'Agence régionale de l'hospitalisation (ARH)
• Créé par l'ordonnance du 24 avril 1996, l'ARH est compétente pour exercer l'ensemble des missions de planification des structures et des équipements de santé. Elle vise à améliorer la complémentarité de l'offre de soins au sein d'une même zone géographique.
• Le dispositif de planification prévoit la consultation d'instances consultatives, les Comités de l'organisation sanitaire.
• La déconcentration des compétences du ministre est accrue au profit de l'ARH (compétente pour l'admission à participer au SPH, pour l'ouverture d'établissements).

III. Évolution

• Le principe du plan Hôpital 2012 est d'apporter des aides d'État pour cofinancer des projets de modernisation d'hôpitaux. Il s'agit de rénover les bâtiments, de favoriser des regroupements d'établissements ou de services et de moderniser l'informatique. Ses objectifs sont de soutenir la mise en œuvre des schémas régionaux d'organisation sanitaire (SROS) et de développer les systèmes d'information hospitaliers (volet « système d'information » du plan Hôpital 2012).
• L'enjeu des réformes est de réguler le système de santé en termes de qualité et d'efficience, d'équité et de maîtrise financière.
• Le défi est de décloisonner le parcours des patients pour améliorer la qualité des soins qui leur sont proposés, d'assurer une réelle coordination des structures et outils de pilotage afin d'optimiser l'offre de soins.

Spécificités des données et des informations à caractère sanitaire et social

▶ ***Quelles sont les caractéristiques des données et des informations à caractère sanitaire et social?***

I. Nature de l'information

• Les informations médico-sociales sont relatives au domaine sanitaire et/ou social. Elles sont complémentaires et souvent très nombreuses.
• Elles concernent soit un individu (données personnelles sur sa santé ou sa situation sociale), un groupe (étude de comportements de groupe, données statistiques spécifiques) ou un ensemble d'individus (statistiques générales).
Exemple : la taille d'une personne est une donnée sanitaire, le niveau de vie est une donnée sociale.

II. Formes des informations médico-sociales

Forme de l'information		Supports de l'information
Écrit	Texte	Lettre, convocation, compte rendu, dossier, site internet, dépliant, brochure.
Visuel	Chiffre	Tableau, graphique, banque de données.
	Image	Affiche, bande dessinée, radiographie, échographie.
	Image et son	DVD, CD-Rom, film, image
Oral	Son	Signal sonore (monitoring), enregistrement sur dictaphone
	Échange	Entretien médical ou social, réunion, conférence

La forme et le support utilisés sont adaptés à la situation donnée, au destinataire de l'information et à l'usage que l'on veut en faire.

III. Caractéristiques d'une information

• Il est nécessaire d'identifier la provenance de l'information (origine, moment et lieu de production), son utilité et le public visé.
• Les informations sont produites par un émetteur : source de l'information.

• Les informations sont destinées à un destinataire ou un récepteur.

• Émetteur et récepteur peuvent être une personne ou un groupe d'individus.

• L'information a un contenu, un objet, un sens, que l'on nomme message. Ce contenu est formulé différemment selon les interlocuteurs (émetteurs ou récepteurs).

• L'information est produite avec un objectif : influencer le comportement du récepteur. Il s'agit de l'effet attendu. La réaction du récepteur se nomme rétroaction. Elle peut se traduire par des mots, des gestes, des faits. Elle n'est pas toujours visible.

• Le contexte est l'environnement géographique, institutionnel et physique dans lequel se situe l'échange.

IV. L'évaluation de la qualité de l'information

La qualité de l'information détermine la valeur. Trois critères permettent d'identifier la qualité :

– la pertinence : il s'agit de déterminer si elle est utile et adaptée au besoin du destinataire ;

– la fiabilité : l'information doit être exacte et actualisée ;

– l'accessibilité : elle est facile à obtenir et à comprendre.

La protection de l'information

▶ ***Quelles sont les règles de protection des données personnelles ? Quel est le droit d'accès à l'information ?***

I. Le respect de la vie privée des personnes

D'après l'article 9 du code civil « chacun a droit au respect de sa vie privée ».

Ce respect concerne les données relatives à la santé, les relations affectives ou sexuelles, la situation sociale, la religion, les opinions politiques, etc.

A. Le secret professionnel

• L'information médico-sociale, en raison de son objet, est protégée. Le secret professionnel oblige tout professionnel à taire certaines informations.

• Le secret professionnel est l'interdiction faite à certains professionnels de révéler ce qu'ils ont appris dans le cadre de leur profession. Cette obligation de silence porte sur les secrets confiés ainsi que sur tout ce qui est appris, vu, compris ou deviné.

B. Obligation juridique

• La protection de l'information est une obligation légale. Elle est définie par les articles 226-13 et 226-14 du code pénal et l'article L. 1110-4 de la loi du 4 mars 2002 relative au droit des malades et à la qualité du système de santé. Cette obligation de secret est aussi mentionnée dans les codes de déontologie.

• Les personnes concernées sont celles qui sont dépositaires du secret soit du fait leur état (prêtres, pasteurs, rabbins, imams, etc.), soit du fait de leur profession (assistants sociaux, avocats, officiers ministériels, magistrats, banquiers, officiers de police judiciaire, infirmiers, sages-femmes, kinésithérapeutes, médecins, etc.).

Elles peuvent l'être aussi en raison d'une mission ou d'une fonction (membres de la Commission nationale de l'informatique et des libertés, aides médicales, membres des commissions d'admission à l'aide sociale, etc.)

• Les informations concernées sont les informations personnelles, dites « sensibles », que le professionnel a apprises, comprises, connues ou devinées à l'occasion de son exercice professionnel. Deux professionnels de santé peuvent, sauf opposition de la personne dûment avertie, échanger des informations relatives à une même personne prise en charge, afin d'assurer la continuité des soins.

• La violation intentionnelle et délibérée du secret professionnel est un délit passible d'une sanction pénale, prononcée par le tribunal correctionnel, d'un an d'emprisonnement et d'une amende de 15 000 euros. La diffusion d'informations secrètes par imprudence engage seulement la responsabilité civile.

• C'est également une faute professionnelle qui peut donner lieu à une sanction disciplinaire, prise par une instance professionnelle (ex. : Conseil de l'Ordre des médecins) en application des règles de déontologie édictées par le Code de déontologie médicale. Les sanctions disciplinaires prononcées par les ordres professionnels peuvent aller de l'avertissement jusqu'à l'interdiction d'exercer.

Les personnes concernées sont celles qui sont dépositaires du secret soit par état (ex. : prêtres, pasteurs, rabbins, imams, etc.), ou par profession (assistants sociaux, avocats, officiers ministériels, magistrats, banquiers, officiers de police judiciaire, infirmiers, sages-femmes, kinésithérapeutes, médecins, etc.).

Elles peuvent l'être aussi en raison d'une mission ou d'une fonction (membres de la Commission nationale de l'informatique et des libertés, aides médicales, membres des commissions d'admission à l'aide sociale, etc.)

II. L'obligation déontologique

Elle est définie soit :

– dans un code de déontologie ; c'est le cas des professions médicales ;

– par des règles professionnelles fixées par décret ; c'est le cas des assistants de service social.

Les sanctions disciplinaires prononcées par les ordres professionnels peuvent aller de l'avertissement jusqu'à l'interdiction d'exercer.

III. La levée du secret

La levée du secret est permise, voire obligatoire, dans certains cas (art. 226-14 du code pénal) :

– dénonciation de violences sexuelles, physiques ou morales, pour les personnes de plus de 15 ans, avec leur accord ;

– dénonciation de sévices ou de privations subis par des mineurs de moins de 15 ans ou de personnes incapables de se protéger en raison de leur âge, de leur état physique ou psychique.

Tout professionnel est soumis à une obligation de discrétion professionnelle, c'est-à-dire qu'il ne doit pas divulguer les faits, informations ou documents dont il a connaissance dans l'exercice de ses fonctions.

La protection des données personnelles informatisées

▶ *Quelles sont les modalités d'accès aux documents administratifs ? L'usager peut-il consulter son dossier médical et comment ?*

I. La réglementation

• Le droit d'accès à l'information des citoyens concerne les informations nominatives détenues par les institutions et celles de portée générale liées à l'activité des organismes et administrations publics (loi du 6 janvier 1978).

• L'exercice de ce droit est gratuit et consiste à faire une demande auprès de l'administration détentrice du document (consultation gratuite sur place ou délivrance d'une copie, aux frais de la personne qui la demande).

II. Recours auprès de la CADA

Si l'administration refuse l'accès à un document, l'usager peut saisir la Commission d'accès aux documents administratifs (CADA). En cas d'échec de la procédure, il peut saisir le tribunal administratif.

Accéder aux documents administratifs

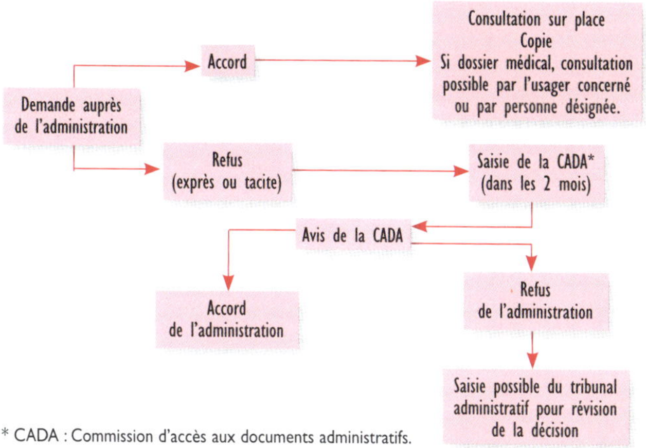

* CADA : Commission d'accès aux documents administratifs.

III. Accès à l'information médicale

- La loi du 4 mars 2002 permet un accès sans intermédiaire aux informations médicales.
- L'information doit notamment porter sur le diagnostic, la nature des actes médicaux, les risques encourus, les frais.
- Cette information est nécessaire car le patient doit consentir aux soins qui lui sont proposés.
- Les informations peuvent être détenues par les établissements de santé ou par les professionnels.

Le droit d'accès au dossier médical

▶ ***Quelles sont les règles d'accès au dossier médical? Qui peut demander l'accès au dossier médical? Quelles sont les informations communicables?***

I. Les règles juridiques

A. La loi du 4 mars 2002

• Cette loi relative aux droits des malades et à la qualité du système de santé pose le principe de l'accès direct du patient à l'ensemble des informations de santé le concernant. Le décret du 29 avril 2002 organise cet accès.

• Le patient peut toujours, s'il le souhaite, accéder à ces données par l'intermédiaire d'un médecin de son choix.

• La présence d'une tierce personne peut être recommandée par le médecin mais ne peut empêcher un accès direct au dossier en cas de refus du patient de suivre cette recommandation.

B. La notion de délai

La communication doit être faite au plus tard dans les huit jours suivant la demande et au plus tôt dans les 48 heures. Si les informations remontent à plus de cinq ans, le délai est porté à deux mois.

II. L'accès au dossier médical

A. Les modalités

L'accès au dossier médical peut être demandé auprès du professionnel de santé ou de l'établissement de santé, par la personne concernée, son ayant droit en cas de décès de cette personne, le titulaire de l'autorité parentale, le tuteur ou le médecin désigné comme intermédiaire.

B. Les informations communicables

• Toute personne a accès à l'ensemble des informations concernant sa santé, c'est-à-dire à toutes les données qui sont formalisées et ont contribué à l'élaboration et au suivi du diagnostic et du traitement ou d'une action de prévention. Par exemple : résultats d'examen, comptes rendus de consultation, d'intervention, d'exploration ou d'hospitalisation, protocoles et prescriptions thérapeutiques, feuilles de surveillance, correspondances entre professionnels de santé.

• Ces informations sont communicables qu'elles soient sous forme papier ou sur support informatique. La communication, en langage clair (par exemple, par l'indication de la signification des codes utilisés) doit être conforme au contenu des enregistrements.

III. Les modalités d'accès et de communication

A. La demande

• Elle est adressée au professionnel de santé ou au responsable de l'établissement.
• L'accès aux données se fait, au choix du demandeur, soit par consultation sur place avec éventuellement remise de copies, soit par l'envoi des documents (les frais de délivrance de ces copies sont à la charge du demandeur).
• Le destinataire de la demande doit vérifier l'identité du demandeur (ou la qualité de médecin de la personne désignée comme intermédiaire).

B. Les cas particuliers

• Le dossier peut être protégé (ex. : filiation pupilles).
• Certaines archives sont réglementées (ex. : il faut attendre 150 ans pour consulter un dossier médical ou 30 ans pour un document public). Cela permet de protéger la personne et ses descendants.
• Une personne mineure peut s'opposer à ce qu'un médecin communique au titulaire de l'autorité parentale des informations qui la concernant. Le médecin fait mention écrite de cette opposition.

La protection de l'information informatisée

▶ ***Quels sont les risques liés à l'informatisation des données? Quel est le rôle de la CNIL? Quels sont les droits des usagers?***

I. Les risques liés à l'informatisation

Le développement des technologies a conduit à protéger l'information lorsque celle-ci fait l'objet d'un traitement informatisé, afin de limiter les risques d'atteinte aux libertés individuelles comme :
- l'accès abusif aux données, la falsification, la destruction;
- la prise de connaissance des données par des personnes non autorisées et leur éventuelle divulgation;
- la discrimination des personnes.

II. Le dispositif juridique de protection

A. Le rôle de la CNIL

• La commission nationale de l'informatique et des libertés (CNIL), organisme de défense et de contrôle des pratiques informatiques, a été instituée par la loi du 6 janvier 1978, relative aux fichiers, à l'informatique et aux libertés.

• C'est une autorité administrative indépendante par sa composition. Elle est chargée de veiller au respect des dispositions de la loi.

• Des directives européennes viennent renforcer cette protection :
- la directive du 24 octobre 1995 affirme le principe selon lequel l'informatique doit respecter l'identité humaine, les droits de l'homme, la vie privée et les libertés;
- la directive du 12 juillet 2002 concerne le traitement des données à caractère personnel et la protection de la vie privée dans le secteur des communications électroniques (directive vie privée et communications électroniques).

• Les missions de la CNIL sont :
- d'informer les personnes de leurs droits et de leurs obligations;
- de garantir le droit d'accès des usagers aux données qui les concernent;
- de recenser les fichiers et donner son autorisation pour les plus personnels;

– de contrôler le respect de la loi et la sécurité des informations ;
– de réglementer les pratiques en établissant des normes simplifiées pour les traitements les plus courants et les moins dangereux pour les libertés.

B. Les règles de création des fichiers informatiques

• Tout professionnel ou tout organisme qui crée un fichier informatique contenant des données personnelles nominatives doit demander l'avis de la CNIL ou, selon les cas, faire une déclaration auprès de la CNIL, avant la création d'un traitement de données nominatives.
• Il doit informer les intéressés sur leurs droits et s'interdire de recueillir des données dites sensibles (opinions politiques, religieuses, syndicales, origines raciales, données relatives à la vie sexuelle ou à la santé…).

III. Les droits des usagers

A. Les personnes

Elles disposent :
– d'un droit à l'information préalable : les fichiers ne doivent pas être créés à l'insu des personnes ;
– d'un droit d'accès aux informations les concernant ;
– d'un droit de rectification des informations inexactes ;
– d'un droit à l'information sur le caractère obligatoire ou facultatif des réponses, les destinataires des informations, et les droits d'accès et de rectification.

B. Dispositif technique de protection

• L'identification des utilisateurs autorisés peut se faire par la frappe d'un mot de passe ou la lecture d'une carte à mémoire.
• L'accès peut être limité à certaines données (ex. : données administratives mais pas médicales), à certaines actions (ex. : droit de consultation, mais pas de modification).

Le consentement éclairé

▶ ***Qu'entend-on par consentement éclairé ? Quelles sont les règles en la matière ?***

I. La notion de consentement éclairé

A. Historique

• La relation médecin patient a traditionnellement suivi le « modèle paternaliste ». Dans ce modèle, le médecin est considéré comme le gardien de l'intérêt du patient et décide seul.

• En réaction aux expérimentations cliniques menées par les nazis sur des prisonniers lors de la Seconde Guerre mondiale, apparaît en 1947 dans le code de Nuremberg, la notion de consentement volontaire du malade.

• Dans le Serment d'Hippocrate, réactualisé en 1996, on parle enfin de respecter la volonté du patient.

• La notion de contrat thérapeutique a progressivement remplacé le modèle paternaliste

B. Définition

• L'information puis le consentement sont des moyens de remédier à la dissymétrie relationnelle existant entre le médecin qui sait et le patient qui ignore.

• Le consentement du malade aux soins est une obligation consécutive au caractère contractuel de la relation médecin-malade.

• La notion de consentement éclairé implique que le médecin est tenu de présenter clairement au patient tous les risques d'une conduite thérapeutique.

• Il est réglementé par la loi du 29 juillet 1994 relative au respect du corps et modifiée par la loi du 27 juillet 1998.

• Depuis la loi du 4 mars 2002, le malade devient acteur de cette décision puisqu'il prend avec le professionnel de santé toute décision concernant sa santé.

II. Les principes

A. Le cadre

• L'intangibilité de l'intégrité corporelle de chaque personne et l'indisponibilité du corps humain sont des principes fondamentaux auxquels il ne peut être dérogé que par nécessité thérapeutique pour la personne et avec son consentement préalable.

• Le consentement doit être libre, c'est-à-dire que le patient doit avoir été préalablement informé des actes qu'il va subir, des risques normalement prévisibles en l'état des connaissances scientifiques.
• Tout patient, informé par un praticien des risques encourus, peut refuser un acte de diagnostic ou un traitement, l'interrompre à tout moment à ses risques et périls.
• Le fait d'intervenir sur un patient contre son consentement est une faute qui engage la responsabilité civile du médecin et l'expose à une sanction disciplinaire.

B. Les cas particuliers

• Dans certains cas, la loi prévoit des modalités particulières du consentement du patient :
– lorsque la santé ou l'intégrité corporelle d'un mineur risque d'être compromise par le refus du représentant légal ou l'impossibilité de recueillir le consentement de celui-ci ;
– pour les personnes qui se prêtent à des recherches biomédicales (loi Huriet du 20 décembre 1988) ;
– pour le **don** et l'utilisation des éléments et produits du corps humain, l'assistance médicale à la procréation et au diagnostic prénatal, les prélèvements d'organes (loi du 29 juillet 1994) ;
– pour le dépistage du virus de l'immunodéficience humaine (VIH) : aucun dépistage ne peut être fait à l'insu du patient et le consentement préalable est obligatoire.

Le respect de la vie privée

▶ ***Quel est le principe du droit au respect de la vie privée? Quelles sont les sanctions en cas d'atteinte?***

I. Les principes

A. Le contexte

• Ce droit repose sur le principe selon lequel tout individu a droit à une vie privée qu'il peut soustraire au regard d'autrui.

• En tout temps, cette liberté a été fragile et menacée, et elle l'est aujourd'hui plus que jamais face au développement de nouvelles techniques ou de dispositions visant à la rationalisation des dépenses de santé.

B. Définition du «droit au respect de la vie privée»

• Le droit à la vie privée découle de la liberté proclamée par l'article 2 de la Déclaration des droits de l'homme et du citoyen de 1789.

• Il n'y aucune définition légale de la vie privée.

• La loi du 17 juillet 1970 tend à renforcer la garantie des droits individuels des citoyens. Elle a introduit dans le code civil (article 9) une disposition selon laquelle «*chacun a droit au respect de sa vie privée*», et qui donne aux juges les moyens de faire cesser, le cas échéant en urgence, toute atteinte à la vie privée.

• C'est cette disposition qui fonde l'affirmation du caractère particulièrement protecteur de la législation française. Il s'agit :

– du droit pour une personne d'être libre de mener sa propre existence avec le minimum d'ingérences extérieures;

– de la protection contre toute atteinte portée au droit au nom, à l'image, à la voix, à l'intimité, à l'honneur et à la réputation, à l'oubli, à sa propre biographie.

• La notion de vie privée a été précisée peu à peu par la jurisprudence. Elle inclut l'état de santé, la vie sentimentale, l'image, la pratique religieuse, les relations familiales et l'intimité.

• Ce principe est également inséré à l'article 8 de la Convention de sauvegarde des droits de l'homme et des libertés fondamentales et par l'article 12 de la Déclaration universelle des droits de l'homme de 1948.

Exemples d'applications :

Le respect de la vie privée à l'embauche : il est illégal de demander à un candidat son état de santé, ou sa volonté d'avoir des enfants.

Le secret professionnel et la vie privée : il a été mis en place pour défendre la vie privée de chacun, et en particulier le secret médical pour protéger le patient contre la trop grande curiosité des employeurs, assureurs, et organismes de crédit.
L'utilisation de données médicales (dossier médical personnel, DMP) : la CNIL considère que, dès lors qu'il est envisagé de recourir au réseau Internet pour permettre l'accès au DMP, des normes de sécurité extrêmement strictes doivent être imposées tant aux professionnels de santé qu'aux organismes appelés à héberger les données.

II. Les sanctions d'une atteinte à la vie privée

• C'est le juge qui détermine si il y a ou non atteinte à la vie privée. L'auteur de l'atteinte encourt une sanction civile (ex. : la réparation en argent à titre de dommages et intérêts).
• Il existe aussi des sanctions **pénales** aux atteintes à la vie privée (ex. : l'emprisonnement et une amende conséquente).

III. Internet et le respect de la vie privée

• Toute connexion à Internet implique l'internaute à son insu : elle suppose parfois un transfert de données à caractère personnel vers différents destinataires qui ne sont pas toujours connus.
• Les courriers électroniques envoyés ou reçus peuvent techniquement être lus par des tiers, et les données figurant sur un ordinateur peuvent être piratées.

Le dossier médical personnel

▶ ***Qui peut accéder au dossier médical personnel (DMP)? Comment y accéder au et quelles données contient-il?***

I. Les principes du DMP

A. Le cadre juridique

• La loi du 13 août 2004 relative à l'assurance maladie a pour objectif la réorganisation de l'assurance maladie et la gestion des dépenses de santé. Parmi les mesures envisagées, la loi a créé le dossier médical personnel (DMP) qui a été mis en place en 2008.
• Afin de favoriser la coordination, la qualité et la continuité des soins, chaque bénéficiaire de l'assurance maladie dispose d'un dossier médical personnel constitué de l'ensemble des données nécessaires au suivi des actes et prestations de soins. Le DMP comporte un volet spécialement destiné à la prévention.
• La loi prévoit que le niveau de prise en charge des actes et prestations de soins par l'assurance maladie est subordonné à l'autorisation d'accès à son DMP donnée par le patient, à chaque consultation ou hospitalisation. Le patient doit consentir à l'usage de son DMP pour bénéficier d'un meilleur remboursement.
• L'accès au DMP ne peut être exigé que dans le cadre de soins relatifs à la prise en charge d'une personne.

B. Les modalités d'accès

• Le patient et tous les professionnels de santé qu'il autorise peuvent accéder au dossier. La loi interdit l'accès au DMP aux médecins du travail et aux médecins des assurances et des mutuelles.
• L'accès se fait sur Internet, via un logiciel de professionnel de santé.
• Si le médecin travaille en établissement de santé, l'accès se fait par le système d'information de l'établissement.

II. L'utilisation médicale

A. Son contenu

Le DMP contient tous les éléments du parcours de soins d'un patient qui sont utiles à la coordination des soins :
– données générales : vue synthétique, état civil, nom du médecin traitant, antécédents médicaux et chirurgicaux, historique des consultations spécialisées… ;

– données de soins : actes diagnostiques, traitements, résultats d'examens biologiques, traitements encours, médicaments dispensés… ;
– données prévention : allergies et intolérances, vaccinations… ;
– données images : comptes rendus, mais aussi éventuellement images (radio, scanner, IRM, échographie…) ;
– espace d'expression personnelle.

B. L'impact sur la pratique médicale

• Le DMP est stocké par un hébergeur de données de santé, qui a reçu l'agrément de l'État. Il n'a pas accès au contenu des DMP.
• Tous les accès au DMP sont archivés. Chaque information reportée dans le DMP est datée, signée et son auteur identifié.
• Les documents utiles (compte rendu de consultation, prescription, etc.) sont envoyés d'un simple clic vers le DMP du patient.
• Si une maladie grave est diagnostiquée, le compte rendu de consultation ou les éléments de diagnostic ne sont pas transférés vers son DMP avant la consultation d'annonce.

C. L'avis de la CNIL

La CNIL s'est prononcée, dans une délibération du 10 juin 2004, sur les dispositions du texte relatives au DMP. Elle considère le consentement de la personne au partage de ses données médicales comme une garantie de base visant à assurer cette protection.

Le système d'information

▶ ***Qu'est-ce qu'un système d'information ? Comment se fait la gestion de l'information dans une structure sanitaire et sociale ?***

I. Définition

• Un système d'information est complexe. Il est nécessaire d'utiliser des méthodes de travail et des outils précis pour l'organiser et l'utiliser.
• Les circuits de l'information permettent d'organiser les systèmes d'information, c'est-à-dire l'ensemble des informations circulant dans une structure et les processus qui concourent à leur circulation (émission, transmission, réception, traitement et stockage).

II. La gestion de l'information dans une structure

• La gestion de l'information se fait par étapes. L'ordre des étapes varie avec les structures et dépend de l'organisation générale. Gérer l'information consiste donc à :
– recueillir les données ;
– saisir les données : celles-ci doivent être enregistrées sur un document qui peut être manuel (fichier) ou informatique (base de données) ;
– stocker les données : elles doivent être conservées pour pouvoir être utilisées ultérieurement ;
– transmettre les données. Les informations doivent pouvoir être communiquées aux professionnels qui en ont besoin et aux usagers qui en font la demande.

III. La visualisation des composantes des circuits de l'information

• Les circuits de l'information sont constitués de flux, d'acteurs, d'actions, de moyens et de supports.
• Des schémas peuvent permettre de visualiser facilement les étapes d'un circuit de l'information. La chronologie doit figurer clairement dans les représentations visuelles.
– le schéma classique ou imagé permet de visualiser les différents acteurs, les actions et éventuellement les moyens et outils de communication, de manière compréhensible par le plus grand nombre ;

– le logigramme permet de mettre en évidence le processus de la gestion de l'information, en indiquant les acteurs et les différentes opérations qu'ils ont à effectuer ;

Le travail collaboratif

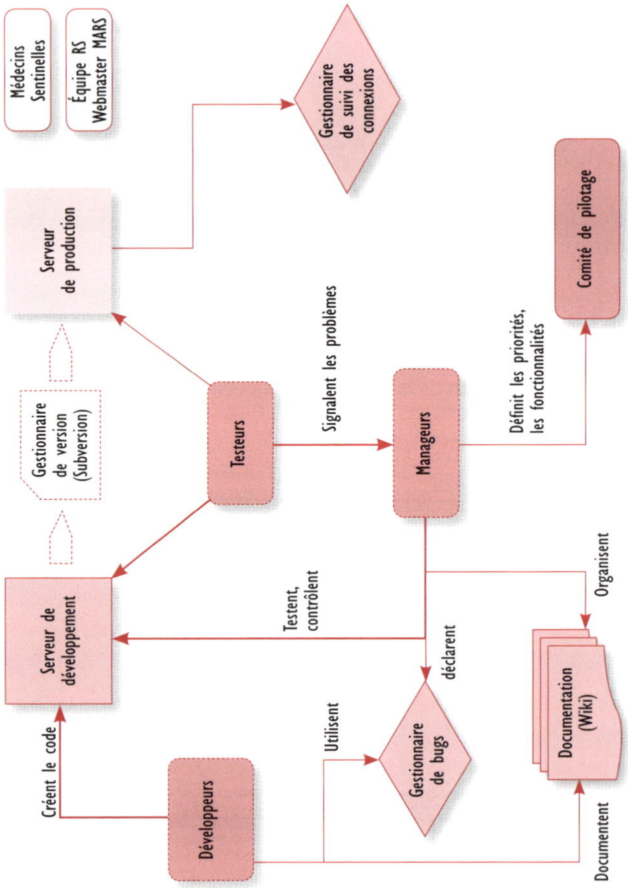

– le schéma postes-documents sert à repérer la circulation des documents entre les différents postes de travail.

Recueil des données : systèmes et réseaux d'information

▶ ***Comment les systèmes d'information contribuent-ils à la connaissance de l'état de santé et de bien-être social des populations et comment aident-ils à la décision ?***

I. L'utilisation des systèmes d'information dans le secteur sanitaire

A. Les systèmes d'information

• Les pouvoirs publics ont pris conscience du rôle et de l'importance d'outils informatiques pour améliorer le dispositif sanitaire.

• Les outils informatiques ont pour but :

– une meilleure coordination des soins ;
– l'amélioration des pratiques médicales ;
– une gestion plus rationnelle de ressources de la collectivité ;
– une meilleure qualité de la prise en charge de l'usager.

B. Les réseaux

• Les réseaux de santé ont pour objet de favoriser l'accès aux soins, la coordination, la continuité ou l'interdisciplinarité de la prise en charge sanitaire, notamment de celles qui sont spécifiques à certaines populations, pathologies ou activités sanitaires.

• Ils assurent une prise en charge adaptée aux besoins de la personne tant sur le plan de l'éducation à la santé, de la prévention, du diagnostic que des soins. Ce sont des systèmes de surveillance qui permettent l'analyse de données épidémiologiques.

II. Le cadre réglementaire

• **Les ordonnances du 24 avril 1996** ont posé le principe de création de réseaux de soins appelé « réseau de ville », qui a été conçu essentiellement dans le cadre de la médecine libérale et « réseau hôpital » à l'initiative des établissements de santé.

• **La loi du 4 mars 2002 :** les réseaux de santé ont pour objet de favoriser l'accès aux soins et la coordination entre les professionnels de santé. Leur création, comme leur fonctionnement sont décrits par le Code de la santé publique.

III. Les domaines d'activités

A. La surveillance médicale de l'enfant

• L'acte de naissance d'un enfant entraîne la transmission de l'information à l'INSEE, qui met à jour sa base de données RNIPPP (répertoire national d'identification des personnes physiques).
• Les données recueillies grâce aux certificats de santé apportent une connaissance épidémiologique sur l'état de santé des enfants et aident les pouvoirs publics à planifier les besoins en équipement, en personnel, à développer des actions de prévention.

B. La surveillance des causes médicales de décès

• Une base de données constituée par l'Inserm permet d'obtenir des informations annuelles sur les effectifs et les taux de décès selon les différentes pathologies, les régions, l'âge et le sexe des individus... Elle est un élément essentiel de la connaissance de l'état de santé des populations.
• Elle permet de comparer la situation de la France à celle d'autres pays et contribue à orienter les priorités d'actions et de recherche dans le domaine de la santé publique.

C. La surveillance des infections nosocomiales

Depuis 2001, les établissements de santé doivent procéder au signalement des infections nosocomiales à l'ARS et au CICLIN (centre interrégional de coordination de la lutte contre les infections nosocomiales).
• Un dispositif de signalement est mis en place par le CLIN (Comité de lutte contre les infections nosocomiales).

D. Le réseau sentinelles

• Le réseau sentinelles est un système de surveillance nationale qui permet, depuis novembre 1984, le recueil, l'analyse et la redistribution en temps réel de données épidémiologiques issues de l'activité des médecins généralistes libéraux.
• Il s'intègre au dispositif mis en place par l'Institut de veille sanitaire (InVS).
• Cette surveillance hebdomadaire concerne les pathologies transmissibles et fréquentes en médecine de ville : grippe clinique, diarrhée aiguë, rougeole...

L'objet d'une étude

▶ ***Comment formuler un problème ? Comment identifier l'objet d'une étude ?***

I. La notion de problème

A. Définition

• Les problèmes à résoudre peuvent être :
– simples ou complexes ;
– occasionnels ou permanents ;
– techniques ou d'ordre relationnel.
Chaque problème peut être caractérisé par l'urgence, la gravité, l'importance.

B. Identifier des informations à recueillir

• Les types d'informations à recueillir varient selon l'objectif poursuivi :
– le recueil d'informations est systématique pour constituer une base de données (ex. : relevé du nombre de patients hospitalisés) ;
– le recueil d'informations sur un sujet donné pour initier une action (ex. : action de prévention auprès de femmes enceintes : de quelles informations dois-je disposer ?)
– la recherche des causes d'un problème (ex. : les usagers d'une maison de retraite sont insatisfaits de l'accueil à l'admission) ;
– l'évaluation d'une situation à travers des faits ou des opinions (ex. : connaître le degré de satisfaction des patients hospitalisés).

II. L'objet d'une étude

Suivant l'objectif fixé, la nature des données peut varier.
• L'objectif peut être descriptif. Par exemple, le nombre d'adhérents à une maison de la jeunesse et de la culture ; pourcentage d'enfants de moins de six ans scolarisé à l'école maternelle…
• L'objectif peut être analytique : chercher à expliquer un phénomène, à en déterminer les causes. Par exemple, les causes de l'échec scolaire avant l'entrée en sixième ; causes des grossesses chez les jeunes filles de moins de quinze ans. Dans ce cas, une étude précise de la situation est nécessaire.

III. Les étapes de la démarche

C. Le schéma

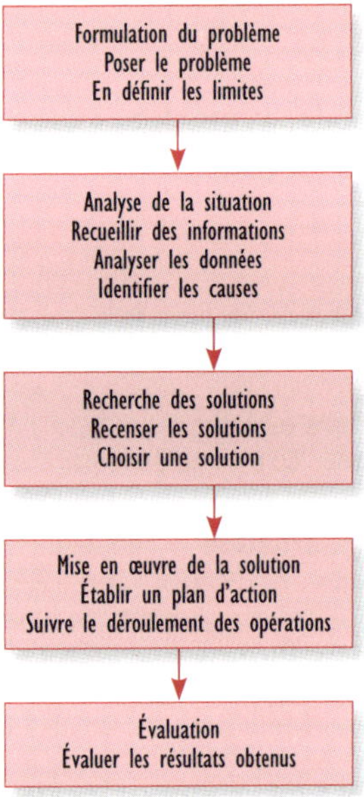

D. La formulation de la problématique et des hypothèses

• Cette étape est fondamentale mais difficile. La formulation de la problématique doit être précise. C'est autour d'elle que les travaux de l'enquêteur doivent converger.

• La problématique est la question centrale que l'on se pose. Elle exprime le besoin ressenti.

La problématique est en général vaste. Afin de délimiter les recherches et les pistes de travail, des hypothèses doivent être formulées. L'étude doit permettre de vérifier si elles sont exactes ou pas.

Par exemple, l'utilisation du préservatif chez les jeunes n'est pas systématique.

Problématique : pourquoi la population jeune n'utilise pas le préservatif ?

Hypothèses :
– le coût est élevé ;
– ils ne savent pas que c'est un moyen de prévention contre le sida ;
– ils ne se sentent pas concernés ;
– ils n'aiment pas l'utiliser.

La résolution de problèmes

▶ ***Quels outils peuvent aider à la résolution de problèmes? Comment utiliser le QQOCQ?***

I. La recherche des compléments d'informations

• Le sujet d'une étude est souvent très général. Il peut porter sur des domaines peu connus ou peu exploités. Pour cela, il est nécessaire de cerner le sujet grâce à des méthodes comme le QQOCQ, le remue-meninges (ou brainstorming) ou encore le diagramme cause-effets.
• Il faut aussi consulter des sources documentaires pour appuyer son analyse sur des données vérifiées et actualisées.

II. Les outils de résolution de problèmes

A. Le QQOCQPC

Cette méthode consiste à recenser toutes les informations relatives à un problème en répondant à un certain nombre de questions.
C'est une technique de mémorisation qui permet de repérer les éléments importants d'un sujet.
– **Quoi**? Quel est l'objet du questionnement?
– **Qui**? qui est concerné? qui est à l'origine du dispositif? quels sont les acteurs : exécutants, collaborateurs, partenaires? Quels sont les bénéficiaires?
– **Où**? dans quel lieu se déroule l'action (ville, pays, quartier)?
– **Comment**? Quels sont les moyens mis en œuvre? De quelle façon? Comment a-t-on recueilli les données? Quelles sont les contraintes à respecter?
– **Quand**? Quelles sont les indications temporelles? Quelle est la date ou la période? Quelle est la fréquence?
– **Pourquoi**? Quelles sont les causes? Comment expliquer le phénomène?
– **Combien**? quelle est la quantité d'éléments? Combien de personnes sont concernées?
Les questions sont à adapter à la situation. Toutes les questions ne trouvent pas toujours une réponse.

B. Le diagramme causes-effets

C'est un outil de visualisation de la chaîne des causes à l'origine d'un problème identifié. Le diagramme de causes et effets, diagramme

d'Ishikawa ou diagramme en arêtes de poisson est le fruit des travaux de Kaoru Ishikawa pour la gestion de la qualité.
Cet outil graphique issu d'un brainstorming, recense les causes aboutissant à un effet. Son analyse permet une aide à la décision soit pour corriger un fait existant, soit pour la mise en place d'un projet.
Les causes sont réparties dans les cinq catégories appelées 5M :
– **Matière :** les matières premières (ex. : patients, usagers) ;
– **Matériel :** concerne l'équipement, les machines, le matériel informatique, les logiciels, et les technologies ;
– **Méthodes :** le mode opératoire et la recherche et développement (ex. : protocole) ;
– **Main-d'œuvre :** les ressources humaines (ex. : personnel, qualification) ;
– **Milieu :** l'environnement, le positionnement, le contexte (ex. : nombre de lits, statut de l'établissement).
Chaque branche reçoit d'autres causes ou catégories hiérarchisées selon leur niveau d'importance ou de détail.

Exemple :

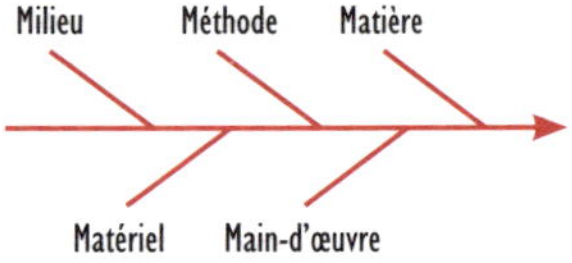

C. Le remue-meninges (ou brainstorming)

• Il s'agit d'un groupe de travail réuni par un animateur dont le but est de rechercher le plus grand nombre d'idées ou de solutions sur un thème donné.
• Le principal intérêt de la méthode provient du fait que des idées très nombreuses et originales sont produites.
• Toutes les suggestions sont admises durant la phase de production d'idées et de stimulation mutuelle. Des personnes peuvent être incitées à s'exprimer, par la dynamique de la formule et/ou par les effets volontaires (interventions) de l'animation.
• Le déroulement se fait en quatre étapes :
– la présentation du thème ou du problème par l'animateur ;
– la collecte des idées sans jugement ;
– le tri et le regroupement par catégories ;
– la rédaction d'un document de synthèse.

Le recueil des données

▶ ***Quels sont les différents types de documents? Quels sont les organismes producteurs ou diffuseurs de documentation? Comment accéder aux documents?***

I. Les types de documents

Les documents recherchés varient :

– selon la nature et la forme : documents forme texte, images, audiovisuels, sonores, etc.

– selon le mode de publication. Ils peuvent être commercialisés (livres, périodiques, cédéroms, etc.), distribués à une catégorie d'usagers (dépliants, tracts, etc.), produits par des organismes sanitaires et sociaux (rapports d'activités, organigramme, livrets d'accueil, note de service…).

II. Les banques de données

• Une **base de données** se traduit physiquement par un ensemble de fichiers présent sur une mémoire de masse (bien souvent un disque). Certaines peuvent être accessibles via les réseaux, on parle alors de base de données en ligne.

• Il s'agit d'un ensemble de données organisées qui peuvent être consultées par les utilisateurs.

• Elles sont constituées à partir de :

– bases d'informations constituées par les institutions sanitaires et sociales (hôpitaux, associations, etc.). Elles mettent à disposition des utilisateurs des données directement utilisables. Ex. : rôle, services, organigramme, activités d'organismes,… ;

– bases de données structurées, en particulier les bases de données bibliographiques, statistiques, d'images. Ex. : le réseau BDSP est un groupement d'organismes dont la gestion est assurée par l'École nationale de la santé publique. Il développe des services d'information en ligne qui sont destinés aux professionnels des secteurs sanitaire et social.

– Les banques de données textuelles qui donnent le texte intégral ou des extraits d'un document. Ex : journal officiel.

Selon les cas, elles sont consultables sur cédéroms mais surtout par le réseau Internet.

III. Les organismes producteurs et/ou diffuseurs

Niveaux géographiques	Exemples d'organismes
Local	Bibliothèques municipales Structures locales d'associations (Instituts régionaux d'éducation pour la santé, etc.)
Départemental et régional	Centres de documentation des préfectures, conseils généraux, ARS, Direction régionale de la Jeunesse des Sports et de la Cohésion sociale, Observatoires régionaux de la santé, Centres d'information et documentation spécialisés.
National	Services de documentation des ministères, des organismes de protection sociale (CNAM, CNAF, CNAV) Organismes d'études et de recherche (Inserm, CNRS, Cnil, Credes, Inpes, etc.)
International	Organisation mondiale de la santé (OMS) Bureau international du travail (OIT) Conseil de l'Europe

IV. Modes d'accès aux documents

L'accès aux documents peut se faire sur place ou à distance (Internet). En général, l'accès est gratuit.

La définition d'un projet de recherche

▶ ***Comment définir un projet de recherche documentaire ? Quels sont les supports ?***

I. Définir un projet de recherche

A. La recherche d'informations

• La recherche documentaire répond à un besoin d'informations. Elle vise différents buts : recherche sur un auteur, recherche sur un thème, recherche directe d'un texte ou d'informations spécifiques.

• Il faut toujours commencer par rechercher la signification des termes utilisés afin de cerner le sujet. Ce sont les mots clés : mots qui reprennent l'idée principale de la recherche. Il est possible de faire une arborescence à partir d'un champ sémantique, c'est-à-dire de lister et classer tous les mots-clés qui ont un rapport avec la notion principale du sujet.

B. Arborescence de recherche sur un thème

Mener une recherche d'information

1. Cerner le sujet : analyse du sujet, mobilisation des connaissances, choix d'une problématique, choix des mots clés, hypothèse de recherche.

↓

2. Rechercher les sources : identification des sources, utilisation des outils de recherche, analyse des résultats, réévaluation des hypothèses.

↓

3. Collecter et trier les documents : lecture rapide, analyse critique de documents sélection et classement, mise au propre des références.

↓

4. Exploiter et reformuler : repérage des informations principales, prise de notes, sauvegarde, reformulation, organisation des informations, rédaction, synthèse.

↓

5. Évaluer et communiquer : relecture, vérification du respect, des consignes, réponse à la problématique, communication des sources utilisées.

II. Le choix du support

• Suivant l'information recherchée, des supports différents peuvent être utilisés :
- définition d'un terme : dictionnaire ;
- textes officiels : journal officiel, codes ;
- faits d'actualité : quotidien, national, journal télévisé ;
- actualité ciblée : presse spécialisée ;
- illustrations sur un thème : affiche, photo, dessin ;
- données précises et actuelles : banques de données, Quid ;
- informations actuelles traitées par dossier : magazine.

• Il existe d'autres sources documentaires possibles : débats télévisés, romans, témoignages, etc.

• Un **index**, c'est-à-dire une liste qui mentionne les mots clés ainsi que l'endroit de l'ouvrage où les retrouver permet de diminuer le temps de recherche. L'index est situé à la fin d'un document.

• Un **thesaurus** est un ensemble hiérarchique de termes clés représentant des concepts d'un domaine particulier. Ils sont organisés en thèmes et possèdent des liens sémantiques entre eux : synonymie, équivalence, terme spécifique (lien vers un concept de sens plus précis), terme général (lien vers un concept de sens plus large).

Les termes d'un thesaurus servent à indexer des documents. Ces documents sont alors liés entre eux via les relations sémantiques des termes sur lesquels ils sont indexés.

Cette technique permet de rechercher et de naviguer aisément dans la connaissance des documents indexés.

La recherche documentaire en bibliothèque

▶ ***Quels sont les outils d'une recherche documentaire ? Quelles sont les principales étapes ?***

I. Les outils documentaires

A. Les fichiers documentaires

• Ils contiennent les références bibliographiques des documents (nom des auteurs, titre du document, éditeur, date, nombre de pages,…).

• Les fichiers manuels sont remplacés par des fichiers informatisés, gérés par des logiciels de gestion documentaire.

B. Les langages documentaires

Ils sont constitués des termes destinés à décrire le contenu du ou des documents. Il s'agit :

– de vedette matière pour les fichiers traditionnels ;
– de mot-clé pour les simples lexiques
– de descripteurs pour les thésaurus.

II. La stratégie de la recherche

A. Déterminer le thème de la recherche

• La définition de l'objet de la recherche est essentielle. Pour cela, il faut :

– chercher la définition de chaque mot du thème ;
– noter la ou les définitions ;
– cerner le thème dans sa globalité et sa complexité ;
– préciser le sujet exact de la recherche (QQOCQP) ;
– faire une liste de mots clés.

• **S'accorder un temps de réflexion.** Se poser au moins les 2 questions suivantes : Qu'est-ce que je cherche exactement ? Pour quoi faire ?

• Un questionnement systématique s'avère particulièrement utile lorsqu'on effectue des recherches complexes.

B. Établir une bibliographie

• Le chercheur doit saisir les mots clés suivant les instructions du logiciel. S'Il obtient trop de références, il faut réduire la recherche en utilisant les connecteurs logiques « ET », « SAUF ».

• Les références (auteur, titre, date, éditeur, etc....) ainsi que la cote des ouvrages sont notées. Elles constituent un point de repère dans le travail.

C. Trouver des informations pertinentes

• Cette étape consiste à recenser les sources documentaires, personnelles, professionnelles, etc. et à rechercher les ouvrages ou les revues par un accès sur place ou distance.

• La classification utilisée dans les bibliothèques est celle de Dewey. Elle comporte dix classes générales notées de 000 à 900.

• Il faut relever dans chaque ouvrage les parties qui traitent du thème (prendre des notes ou photocopier la partie concernée) et les classer par thème.

• L'intérêt du document, sa source et sa qualité d'information doit toujours être vérifié.

• En cours de recherche, les références trouvées sont notées sur un tableau comme ci-dessous :

<table>
<tr><th>Type de document</th><th colspan="4">Sujet de recherche</th><th>Informations trouvées</th></tr>
<tr><td rowspan="2">Dictionnaire ou encyclopédie (papier)</td><td>Titre</td><td colspan="2">Titre de l'article</td><td>Tome / Pages</td><td rowspan="2"></td></tr>
<tr><td></td><td colspan="2"></td><td></td></tr>
<tr><td rowspan="2">Ouvrage documentaire</td><td>Auteur</td><td>Titre</td><td>Éditeur / Collection</td><td>Année / Pages</td><td rowspan="2"></td></tr>
<tr><td></td><td></td><td></td><td></td></tr>
<tr><td rowspan="2">Article de périodique</td><td>Auteur</td><td>Titre de l'article</td><td>Titre de la revue</td><td>N° / Date de parution / Page</td><td rowspan="2"></td></tr>
<tr><td></td><td></td><td></td><td></td></tr>
<tr><td rowspan="2">Manuel scolaire</td><td>Auteur</td><td colspan="2">Titre / Classe</td><td>Pages</td><td rowspan="2"></td></tr>
<tr><td></td><td colspan="2"></td><td></td></tr>
<tr><td rowspan="2">Cédérom</td><td>Titre</td><td>Éditeur</td><td>Chemin emprunté</td><td>Titre de l'article</td><td rowspan="2"></td></tr>
<tr><td></td><td></td><td></td><td></td></tr>
</table>

La recherche documentaire sur Internet

▶ ***Comment se fait la recherche d'information sur Internet ?***

I. L'utilisation d'Internet

A. Les annuaires

• La recherche sur Internet consiste à se servir du réseau (le Web) que constitue Internet pour trouver des informations sur tout type de sujet.

• Les annuaires proposent un **répertoire de sites**, de type généraliste ou spécialisé. Les sites sont classés par catégories et sous catégories hierarchisées. La navigation se fait du plus général au plus précis.

• Les annuaires relèvent d'une **indexation humaine**. L'auteur d'un site (ou son éditeur) doit être référencé auprès de l'annuaire en remplissant un formulaire en ligne.

• La recherche s'effectue par navigation dans les catégories et sous catégories, ou par mot-clé. Dans ce dernier cas, l'interrogation porte, selon les annuaires, sur :

– le titre du site ;

– son url (adresse numérique) ;

– sa description, le nom de l'auteur ou les mots clés que ce dernier a fourni à l'inscription.

Exemples : Yahoo ! France ; Nomade

B. Les moteurs de recherche

• Ils relèvent d'une **indexation automatique**. Des robots, – *spiders* ou *crawlers* – parcourent régulièrement le Web, en suivant tous les liens hypertextes qui s'offrent à eux, et aspirent des milliards de pages qui constituent alors la base du moteur.

• Chaque page fait ensuite l'objet d'une analyse automatique, de manière à pouvoir être proposée à l'internaute pour une requête donnée. La recherche se fait en **plein-texte**. Pour chaque requête, chaque moteur propose une liste de pages classées selon un **algorithme d'évaluation de pertinence** qui lui est propre. Exemple : AltaVista est l'un des plus gros moteurs sur le Web, en termes de pages indexées et permet la recherche dans de nombreuses langues.

C. Les métamoteurs

• Ils permettent d'interroger plusieurs moteurs, à partir d'une seule requête. Les métamoteurs analysent les résultats proposés par chaque

moteur, éliminent les doublons et appliquent leur propre critère de pertinence, avant d'afficher une liste unique de réponses.
• Les métamoteurs offrent l'exhaustivité la plus importante, mais une utilisation efficace se limite le plus souvent à une **requête simple**.

Annuaires	Moteurs
Indexation de sites par des documentalistes. *Recherche* – sur des sites – et des catégories. *Avantages* – choix des informations – classement raisonné par catégories et sous catégories *Inconvénients* – moins d'exhaustivité, mise à jour moins rapide. L'exploration des catégories s'avère souvent plus fructueuse que celle des sites.	**Indexation de mots** par des robots. *Recherche* – en texte intégral – sur des pages web. *Avantages* – plus d'exhaustivité – mise à jour plus rapide. *Inconvénient* capture de pages web sans classement raisonné. La recherche par mots clés donne de meilleurs résultats sur les moteurs

II. Comprendre la structure d'une adresse

1er exemple : http://www.educnet.education.fr/

http://	protocole d'Internet
www	World Wide Web
educnet	nom du site
education.fr/	nom de domaine

▶ adresse de la page d'accueil du site Educnet

2e exemple : http://www.educnet.education.fr/documentation/guide/sigles.htm

http://www.educnet.education.fr/	adresse du site Educnet
documentation/	nom d'un dossier du site Educnet
guide/	nom d'un sous-dossier
sigles	nom du document
.htm	page en langage html

Les étapes de la recherche documentaire sur Internet

▶ ***Quelles sont les étapes d'une recherche sur internet? Quelle méthode adopter?***

I. Les étapes de la recherche

A. Déterminer le thème de la recherche

• C'est déterminer le type d'informations que l'on recherche (statistiques, texte de loi, histoire…). Un sujet peut être abordé sous plusieurs angles et déterminer l'information recherchée permet de gagner du temps.
• C'est aussi cerner le sujet de la recherche en utilisant le QQOCQP et des mots clés précis.

B. Construire un tableau de synthèse de recherche

• C'est-à-dire concevoir un tableau récapitulatif des sites concernant le sujet pour sélectionner les pages intéressantes.
• Indiquer l'outil de recherche, le résultat, l'adresse de la page, les informations pertinentes.

C. Choisir son outil de recherche

C'est choisir un moteur de recherche ou un portail spécialisé.

D. Effectuer la recherche sélectionnée

• Saisir le mot-clé ou l'expression dans le cadre «rechercher». **Il faut trouver des mots suffisamment précis sur les moteurs :** éviter les termes trop généraux qui risquent de générer trop de «bruit» dans les réponses, choisir de préférence des termes spécifiques quitte à élargir par la suite la requête.
• Consulter les sites qui paraissent intéressants (les enregistrer dans les favoris si nécessaire).
• Vérifier la fiabilité du site (l'information est récente et actualisée; l'expression est claire et sans fautes; l'auteur est identifiable; le site provient d'un organisme reconnu).
• Noter dans le tableau les adresses des pages intéressantes.
• Enregistrer les documents sur un ordinateur ou sur une clé USB

E. Faire un bilan de ses recherches

C'est-à-dire lire attentivement tous les documents et les classer par thèmes.

II. Utiliser la méthode du QQOCQP

Qui : Qui est l'auteur du document? L'auteur est-il identifié?
Quoi : Quelle est la nature du site? Sa compétence sur le sujet et/ou sa fiabilité sont-elles reconnues? Quelle est la pertinence des informations?
Où : D'où provient l'information? S'agit-il d'un site français? européen? autre? Quelles sont les limites géographiques de l'information?
Quand : De quelle période s'agit-il? La période traitée correspond-elle à mes besoins?
Quelle est la date du document? La date du document est-elle indiquée? Le document nécessite-t-il une actualisation?
Pourquoi : Quels sont les objectifs? Dans quel but le document a-t-il été réalisé? Quel est le public visé? Quels sont les objectifs du site?
Comment : Comment se présente le document? Comment accède-t-on à l'information? L'information est-elle gratuite ou payante?

III. Les principes d'interrogation d'une base

Les opérateurs booléens « ET », « OU », « SAUF » servent à combiner plusieurs termes dans une même recherche, permettent d'affiner une requête sur les bases de données.
ET sert à combiner divers mots clés de façon à ce qu'ils correspondent simultanément à l'objet de la recherche.
OU sert à combiner divers mots clés de façon à ce qu'au moins l'un d'eux se retrouve dans l'objet de la recherche.
SAUF sert à éliminer un concept non pertinent à l'objet de la recherche.

Les outils informatiques

▶ ***Quels sont les différents supports de stockage de l'information ?***

I. Les éléments matériels

A. Schéma d'ensemble

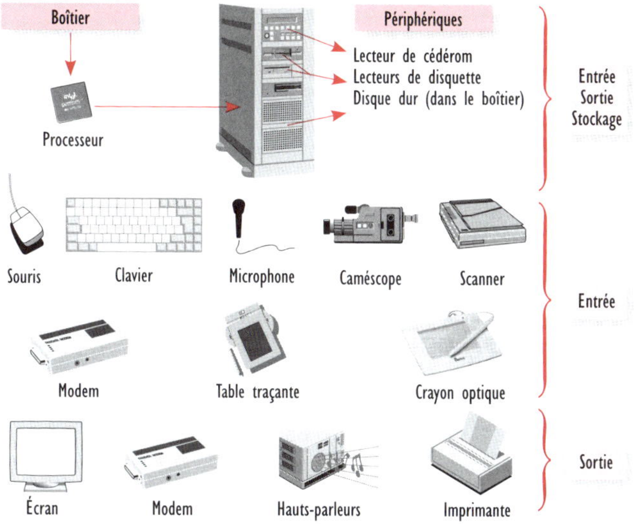

B. L'unité centrale

Le microprocesseur assure le traitement des informations. La mémoire centrale est composée de la mémoire vive (Ram) qui stocke temporairement les programmes et les données et disparaît à l'arrêt de l'ordinateur. La mémoire morte (Rom) n'est pas modifiable et ne s'efface pas.

II. Les réseaux informatiques

• Un réseau informatique est un ensemble d'ordinateurs reliés entre eux pour échanger des informations et partager des ressources (programmes, données, imprimantes…).

• De façon horizontale, un réseau est une strate de trois couches : les infrastructures, les fonctions de contrôle et de commande, les services rendus à l'utilisateur.
• De façon verticale, on utilise souvent un découpage géographique : **réseau local**, réseau d'accès et réseau d'interconnexion.
• Les configurations en réseau sont largement répandues dans les institutions sanitaires et sociales. Ex. : le réseau sentinelle, les réseaux de santé, etc.

III. Les supports de stockage

Ils assurent la conservation des programmes et des données.

A. Les supports magnétiques

Le disque dur stocke les programmes et les données utilisés couramment.
Les disquettes, disques amovibles, bandes magnétiques par leurs capacités de stockage et les lecteurs indispensables à leur utilisation.

B. Les supports optiques

Ce sont les disques compacts, cédérom, DVD, etc. qui offrent de grandes capacités de stockage sous un faible encombrement.

Les techniques de recueil de données

▶ ***Quelles sont les techniques utilisées dans le secteur sanitaire et social ? Quels sont leurs niveaux d'interprétation ?***

I. Typologie

Une étude peut être réalisée en utilisant une technique donnée. Le plus souvent, plusieurs techniques sont utilisées en complément les unes des autres.

A. L'enquête par questionnaire

• Elle consiste à poser, à un ensemble défini de personnes, une série de questions concernant le problème sur lequel des informations sont attendues.

• Elle vise la vérification d'hypothèses théoriques et l'examen de corrélations que ces hypothèses suggèrent. Elle aboutit en général à des résultats quantifiables présentés sous forme de tableaux ou de graphiques.

B. L'enquête par interview

L'interview est un type particulier d'entretien dont on attend des informations fournies par le questionnement direct d'une personne par un enquêteur en rapport avec le phénomène étudié. Ces informations résultent d'une connaissance, d'une expérience ou, encore, manifeste une opinion de la personne interrogée.

C. L'observation

• L'observation consiste à porter attention de façon systématique à une personne, un groupe, une activité, un événement, une situation.

• L'observation et une technique utilisée dans les études de terrain. Les variables à observer sont choisies en fonction de la cohérence de l'étude. Le recueil des données se fait le plus souvent à l'aide d'une grille.

D. Les tests

Ce sont des séries d'épreuves standardisées qui doivent réaliser un sujet et qui feront l'objet d'une mesure ou d'une interprétation précise. Il existe une grande variété de tests. Ils permettent de simuler des situations. Ils provoquent des comportements en les intensifiant, ce qui facilite la tâche d'observation (ex. : test d'orientation scolaire).

E. Le récit de vie

La méthode a pour but l'étude (à vocation ethnologique ou sociologique) d'une biographie individuelle ou l'aide psychosociologique destinée à faire prendre conscience à un sujet de sa trajectoire existentielle.

F. Le sondage

• Il permet de connaître les opinions des personnes sur des sujets divers : la fréquence des rapports sexuels, les goûts alimentaires, etc.

• Il permet d'obtenir des informations sur une population (d'individus ou d'objets), en interrogeant ou en observant une fraction de celle-ci. L'étape essentielle consiste dans le choix de l'échantillon. Celui-ci doit être représentatif.

• La pertinence du sondage d'opinion est contestable pour apprécier les jugements moraux, les aspirations des individus ou leur sentiment sur un sujet.

II. Niveau d'interprétation

Le niveau d'interprétation des données peut se caractériser par des études :

– **démographiques**, qui sont relatives aux peuples ou aux populations (natalité, mortalité, âge, profession) ;

– **anthropologiques**, qui concernent la culture des collectivités humaines (croyances, mœurs, structures familiales) ;

– **sociologiques**, qui présentent des phénomènes sociaux ;

– **économiques**, qui s'intéressent à la répartition et à la consommation des richesses dans une société ;

– **épidémiologiques**, qui décrivent des facteurs qui conditionnent l'apparition et l'évolution des maladies et des phénomènes morbides ;

– **psychologiques**, qui énoncent des faits psychiques (mémoire, perception, langage, etc.).

Les différents types d'enquêtes

▶ ***Qu'est-ce qu'une enquête? Quels sont les types d'enquêtes utilisées dans le secteur sanitaire et social?***

I. Définition

Une enquête est une recherche méthodique d'informations basée sur des questions et des témoignages. Elle permet de comprendre l'état sanitaire et social de la population et aide à la mise en œuvre d'actions.

II. Les types d'enquêtes

A. Selon le nombre d'individus

L'enquête par échantillonnage se pratique auprès d'un public dont l'effectif est réduit.

L'enquête exhaustive s'effectue auprès de toute la population ciblée.

B. Selon la durée

• L'enquête transversale est réalisée à un moment donné (jour, semaine, année) sur un groupe d'individus.

• L'enquête longitudinale cible le même objet de recherche, sur le même groupe d'individus (cohorte), et sur plusieurs années.

L'enquête permanente constitue un recueil continu de données (naissances, décès).

C. Selon l'objet

• L'enquête épidémiologique permet de recueillir des données relatives à l'état de santé des sujets observés.

• L'enquête sociologique ou psychosociale collecte :

– des données personnelles (niveau d'instruction, revenus…);

– des données sur l'environnement (relations familiales, type d'habitation…);

– des données de comportement (de consommation, de vacances, loisirs…);

– des niveaux d'informations, des attitudes et des motivations, des attentes, des représentations.

III. Les étapes

Une enquête nécessite de respecter plusieurs étapes :

– définir, limiter l'objet (thème et degré de précision);

– lister les contraintes liées à l'enquêteur (moyens financiers, humains, délais…) et à l'enquêté (intérêt pour le sujet, niveau intellectuel, disponibilité).
– déterminer la population interrogée ou l'échantillon;
– choisir le mode de communication (questionnaire, interview, observation,…) ;
– réaliser, collecter, dépouiller et analyser les données.

IV. Le recueil des données

La méthode utilisée pour recueillir les données est :
– le questionnaire d'enquête;
– l'interview;
– les tests;
– l'observation directe;
– la consultation de documents.

V. Exemple : L'enquête nationale sur les violences envers les femmes en France

• Lancée et réalisée en 2010, l'enquête est coordonnée à l'échelon national par le ministère en charge de la santé, représenté par la direction générale de la santé (DGS) et la DREES, et par une équipe de recherche de l'Institut national de la santé et de la recherche médicale (INSERM).
• Elles succèdent aux précédentes enquêtes nationales périnatales de 1995, 1998 et 2003. Elle vise à disposer de données fiables pour suivre l'évolution de la santé périnatale (modalités et délai de survenue de la grossesse, surveillance prénatale et dépistages réalisés, conditions de grossesse et d'accouchement, état de santé de l'enfant, etc.), des pratiques médicales pendant la grossesse et l'accouchement et des facteurs de risque périnatals.
• Elles doivent permettre d'évaluer les résultats de certaines mesures publiques ou l'impact de certaines recommandations émises par les agences sanitaires ou des associations de professionnels de santé.
• Les enquêtes nationales périnatales permettent également d'établir des comparaisons internationales et de comparer les résultats nationaux à des données départementales ou régionales provenant d'autres sources.

Réaliser un questionnaire d'enquête

▶ ***Comment élaborer, diffuser, exploiter et évaluer un questionnaire ?***

I. Contexte

Un questionnaire est composé d'un ensemble de questions posées pour mener une enquête. Les questionnaires d'enquête sont auto-administrés si l'enquêté est seul devant le questionnaire à remplir, ou réalisés par un enquêteur si l'enquêteur pose lui-même les questions et note les réponses.

II. Un outil de recueil de données

• Le questionnaire permet un traitement qualitatif et/ou quantitatif des données.
Il est composé de questions de faits (exprimant une réalité), ou d'opinions (convictions personnelles) qui sont :
– les questions fermées. Elles sont accompagnées d'une liste de réponses (questions à choix binaire, à inventaire ou à choix multiples)
– les questions ouvertes. Elles laissent la personne interrogée libre de sa réponse.
– Les questions filtres constituées de plusieurs sous-questions à rebondissement.

• La conception du questionnaire est basée sur une analyse de la situation, diffusion adaptée, exploitation qualitative et quantitative des résultats et évaluation de ces résultats.

• Il est nécessaire de délimiter le problème à étudier en posant des hypothèses réalistes à vérifier, en définissant précisément sa finalité, en fixant des priorités, et en choisissant le type de population à interroger.

III. Les étapes de la réalisation d'un questionnaire

A. Analyser la situation

• Définir l'objectif à atteindre et la population à cibler à partir des hypothèses à vérifier.
• Lister les thèmes à aborder.
• Ordonner pour chaque thème, les informations à rechercher en tenant compte des priorités.
• Préciser la population à interroger.

• Déterminer le mode de diffusion et de dépouillement du questionnaire.

B. Formaliser le projet

• Rédiger pour chaque information recherchée, la ou les questions nécessaires.

• Élaborer le projet de questionnaire en limitant le nombre de questions.

C. Tester le projet

• Tester le projet auprès d'un échantillon représentatif de la population à interroger

• Procéder aux corrections.

F. Mettre en forme le support

• Choisir un titre.

• Rédiger une introduction (organisme demandeur, objet, garanties d'anonymat, accès aux informations), modalités de collecte (lieu, date, etc.), remerciements.

F. Exploiter

• Éliminer les questionnaires incomplets.

• Coder et saisir les réponses.

• Collecter les résultats et les interpréter.

• Présenter la synthèse sous une forme adaptée.

G. Évaluer

• Identifier les sources de dysfonctionnement et proposer des moyens de remédiation.

• Il faut veiller à :

– demander un seul fait ou une seule opinion par question ;

– choisir un vocabulaire simple ;

– utiliser une syntaxe claire et familière à l'enquêté ;

– limiter le nombre de questions ouvertes au profit de questions fermées.

FICHE 70

Les schémas

▶ ***Pourquoi fait-on un schéma ? Quels sont les éléments intervenant dans la composition d'un schéma ? Quelles sont les étapes à suivre pour concevoir un schéma ?***

I. Les schémas

A. Définition

• Un schéma est une figure qui représente les grandes lignes d'un mécanisme ou d'une organisation. Il permet de présenter à l'aide d'éléments visuels, une information complexe sous une forme concise et structurée afin d'en faciliter la compréhension et la mémorisation.

• Un schéma permet :
– de faciliter la compréhension ;
– de renforcer sa mémorisation ;
– d'animer une présentation écrite ou orale.

B. Composition

Un schéma est composé principalement :
– de formes géométriques : carrés, rectangles, cercles, ellipses, losanges…
– de textes dont la représentation varie selon l'importance du document à représenter ;
– d'images : symboles, photos, pictogrammes, croquis,…

EXEMPLES D'ÉLÉMENTS UTILISÉS DANS LE SCHÉMA

Zones de textes	Texte	Elles sont encadrées. Le texte est en style télégraphique. Des abréviations peuvent être utilisées.
Figures géométriques	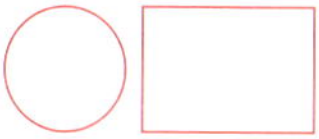	Une figure représente des informations de même nature (organismes, documents, personnes…).
Symboles, pictogrammes, croquis	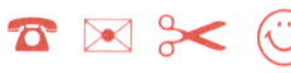	Ils sont utilisés à la place d'un texte pour représenter certains éléments.
Éléments de liaison	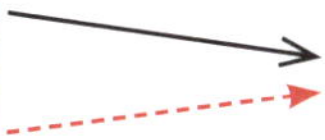	Ils relient deux éléments. Ils indiquent le sens du déroulement du processus décrit en guidant la lecture.

C. Organisation

• Des flèches et des traits de liaison indiquent le sens de la relation entre les éléments.
• Les couleurs permettent de signaler les éléments de même nature.

II. Les types de présentation d'un schéma

• Présentation linéaire d'un schéma pour présenter une succession d'étapes, une chronologie

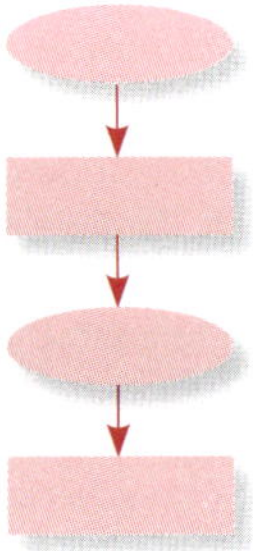

• Présentation circulaire d'un schéma pour évoquer les phénomènes cycliques

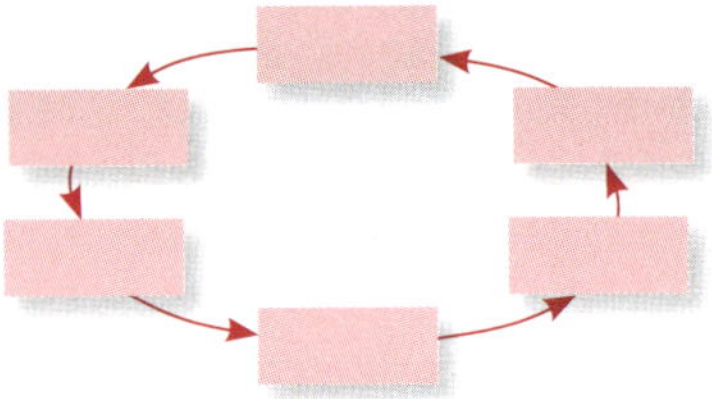

• Présentation pyramidale d'un schéma pour expliquer une organisation hiérarchique

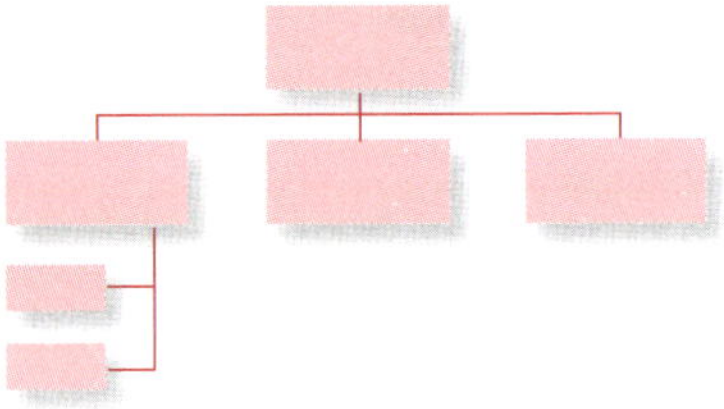

III. Réalisation

A. Conception

Pour réaliser un schéma, il faut :
– analyser : sur quoi porte le schéma ? quel est son objectif ? à quoi et à qui servira-t-il ?
– concevoir le schéma : choisir les éléments de visualisation et la structure générale du schéma ;
– disposer les éléments sur une feuille en respectant le sens de lecture ;
– matérialiser les enchaînements en veillant à la clarté et à la lisibilité, hiérarchiser et organiser l'information.

B. Construction

• La réalisation peut être manuelle ou informatique (logiciels de traitement de texte, de PAO, graphiques).
• La réalisation du schéma doit équilibrer la mise en page ; indiquer le titre, les sources, la légende, la date…

Les tableaux

▶ ***Quels sont les éléments structurant un tableau ? Quels sont les types de tableaux statistiques ? Comment analyser et commenter un tableau ?***

I. Les tableaux

A. Définition

• Les tableaux sont des documents qui présentent des informations de nature diverses (chiffres, symboles, textes) de façon claire et précise, en les organisant en lignes et en colonnes.

• On distingue :

– les caractères qualitatifs qui s'expriment par des mots. Exemples : type d'établissement, niveau de vie ;

– les caractères quantitatifs qui s'expriment par des valeurs numériques. Exemples : âge, durée d'hospitalisation.

B. Les types de tableaux

Il existe deux types de tableaux :

– le **tableau à simple entrée** : la présentation des données en valeur absolue ou relative se fait en fonction d'une seule variable. Par exemple : pour la variable « activité », les modalités sont : chômeur, actif, retraité ;

– le **tableau à double entrée** : la disposition des données se fait selon deux variables, en valeur absolue ou en valeur relative (effectifs des personnes âgées en établissement selon deux variables : autonomes ou dépendantes).

C. La présentation d'un tableau

Le tableau à simple entrée
Répartition des enfants d'une crèche d'après l'âge

Tranches d'âge	Effectif
0 – 2	16
2 – 4	12

Le tableau à simple entrée
Répartition des enfants d'une crèche selon l'âge et le sexe

Sexe / Âge	Filles	Garçons	Total
0 – 2	6	10	16
2 – 4	7	5	12

II. Analyser un tableau

- Cerner l'objet de l'étude : quel est le titre ? les libellés de lignes et de colonnes ? la ou les variables et l'unité de valeur.
- Dégager les grandes tendances : procéder à une lecture horizontale et verticale du tableau en recherchant les valeurs extrêmes et/ou moyennes.
- Identifier les éléments marquants qui apparaissent en effectuant des rapprochements, des comparaisons.
- Dégager des explications aux observations faites.

III. Construire un tableau

- Cerner l'objet du tableau.
- Choisir la ou les variables.
- Déterminer la structure du tableau (tracer les colonnes, évaluer le nombre de lignes, classer les modalités des variables dans un ordre choisi).
- Remplir le tableau et le fermer.
- Porter le titre et la date de l'étude, indiquer les sources et l'unité de mesure des données.

Le tableau peut être fait à la main ou sur ordinateur, en utilisant un tableur, qui est un logiciel de traitement de données numériques.

Les graphiques

▶ ***Quels sont les critères de choix d'un graphique? Comment analyser et commenter un graphique?***

I. La visualisation d'une étude statistique

A. Définition

Les données statistiques peuvent être présentées à l'aide de graphiques qui permettront de mettre en évidence un phénomène ou un état. De nombreux modes de représentation sont possibles.

B. Le choix du type de graphique

• Les représentations graphiques sont basées sur l'étude de variables. La variable est un élément qui peut prendre plusieurs valeurs ou modalités.

• Elle peut s'exprimer avec des mots et être qualitative (ex. : il y a deux modalités pour le sexe, féminin et masculin); avec des nombres, et être quantitative (ex. : taille, flux...). Une variable quantitative qui a une infinité de modalités est continue (ex. : temps).

• L'effectif est la valeur chiffrée attribuée à une modalité (ex. : 20 enfants dans la classe X en 2010, 24 dans la classe Y). Il peut être exprimé en valeur absolue ou en valeur relative.

Le graphique comprend le graphe (dessin) et un titre, sous-titre, une source, échelle, légende, des unités de mesure, la date...

Situation à un moment donné	En valeurs absolues En valeurs relatives	Variable discontinue Variable continue Variables discontinues ou continues	Graphes de distribution sauf histogramme Histogramme Graphes de répartition
Évolution d'un état	En valeurs absolues ou relatives	Au moins une variable continue (le temps)	Graphes d'évolution

La démarche à adopter est de choisir l'échelle, les couleurs, les figures en fonction de ce que l'on veut mettre en évidence; pour insister sur une baisse d'effectifs, choisir une grande échelle; une petite échelle permet de minimiser une situation; pour mettre en valeur un contraste, des couleurs très différentes sont choisies.

Des graphes de distribution :
- segments, batons, colonnes ;
- histogrammes ;
- graphes figuratifs.

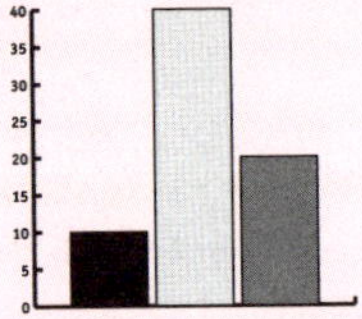

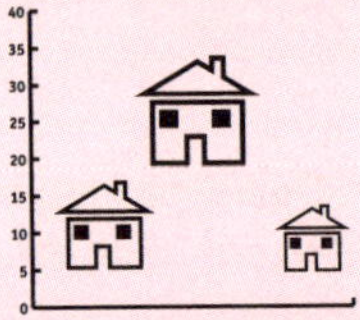

Des graphes de répartition :
- secteurs circulaires ou semi-circulaires ;
- rectangles ;

(la surface est égale à 100 % des effectifs).

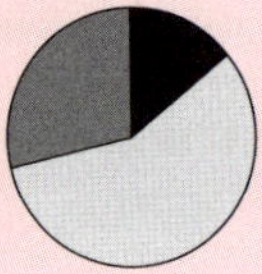

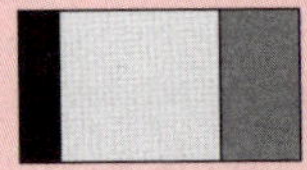

Des graphes d'évolution :
- courbes ;
- histogrammes.

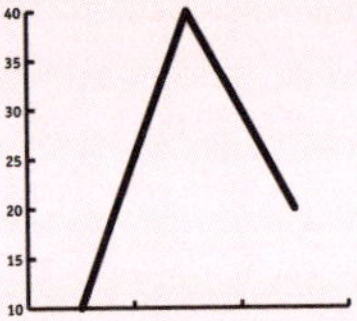

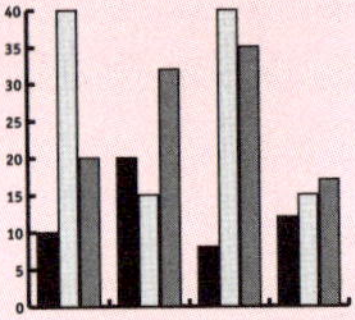

II. La structure des graphiques

- Une variable continue peut prendre toutes les valeurs d'une échelle entre deux limites (ex. : la variable temps).
- Une variable discontinue ne peut prendre qu'un nombre limité de valeurs et s'exprime en nombre entier (ex. : nombre de malades).

III. Analyse et commentaire d'un graphique

- Cerner l'objet de l'étude : repérer le titre, le libellé des axes des abscisses et des ordonnées, la ou les variables, l'échelle et l'unité de valeur.
- Lire le tracé du graphique (lignes, colonnes, barres) et la légende.
- Dégager les grandes tendances en recherchant les valeurs extrêmes et/ou moyennes.
- Repérer les éléments principaux qui apparaissent en effectuant des rapprochements, des comparaisons.
- Rechercher des explications.

La note de synthèse

▶ ***Quelles sont les règles de présentation et de rédaction de la note de synthèse ? Quelles sont les modalités de diffusion ?***

I. Définition

• Une note de synthèse est une présentation synthétique sur un sujet donné, faite à partir de plusieurs documents.
• Elle forme une composition cohérente et ordonnée dans laquelle le rédacteur confronte les documents sur les points essentiels qu'il aura dégagés.
• Les idées doivent s'enchaîner selon les étapes d'un raisonnement conçu comme le développement d'une problématique
• Elle est neutre et objective, donc pas de marque d'énonciation (pronom personnel ou moralisateur) pas de partialité ni de jugement personnel sur les idées.

II. Rédaction

A. Le plan

• La note de synthèse peut induire trois orientations possibles:
– répondre à une question précise;
– analyser de manière exhaustive un sujet dans un contexte;
– analyser un cas concret et apporter des propositions de réponses opérationnelles (présenter un éventail de choix au décideur).
• Dès lors, la rédaction de la note sera différente selon :
– la fonction du destinataire (chef d'un service, soignant, travailleur social, etc.);
– sa finalité (base de travail pour un discours en public ou une présentation, information d'un responsable ou d'un décideur, etc.).
• La note de synthèse est structurée. Dans tous les cas, le plan est simple :
– l'introduction précise la raison d'être de la note, et éventuellement les références des documents utilisés;
– le développement suit une démarche argumentative cohérente. Il faut savoir s'en tenir aux idées essentielles hiérarchiser les parties du plan : « démarches » avant « outil »; « enjeux » avant « démarches » etc.
• La conclusion attire l'attention sur l'importance des informations transmises. Il faut les confronter en vue de saisir un problème qu'ils posent et les perspectives qu'ils dégagent ou refusent.

B. Expression

- Le style est concis et impersonnel. Le ton est neutre.
- Le vocabulaire est clair et précis.

C. Présentation

La publication d'une note de synthèse n'est pas normalisée, mais il existe des usages :
– une entête réduite;
– un titre, un objet, la date, les destinataires, le nom et la qualité du signataire;
– des titres et sous-titres;
– des paragraphes courts.

III. Démarche méthodologique

Étape de lecture	• Définir ses objectifs de lecture avant d'aborder la lecture du dossier bibliographique. • Lire rapidement chaque document afin d'avoir une vue d'ensemble du contenu du dossier. • Rédiger une fiche signalétique. Elle présente le domaine traité, l'idée directrice, les mots clés et les idées clés; les principaux résultats et les enseignements pouvant être tirés de ces résultats. • Noter sur la fiche signalétique de chaque document, les points de similitudes, de complémentarité, de divergence ou de convergence. À partir de cela, il est possible de commencer à désigner une ligne directrice entre les documents et d'envisager un premier plan.
Étape d'analyse	• Faire le tri des informations qui seront utilisées en fonction des thèmes retenus pour la note de synthèse. • Regrouper sur une fiche de confrontation, les informations par thème, par hypothèses, par aspect ou par théorie, en prenant bien soin de noter pour chacun de ces paramètres, la référence du document d'origine.
Étape de confrontation	• Mettre en relation les informations sélectionnées lors de l'étape d'analyse précédente, afin de faire ressortir nettement les similitudes, les points de divergence, de convergence et de complémentarité. La confrontation consiste en un va-et-vient constant entre les différents documents du dossier bibliographique. • On peut adopter une présentation sous forme de tableau. Les tableaux à double entrée permettent une bonne visualisation des informations et facilitent l'étape de confrontation des différents documents.
Étape de restitution	**Il faut exposer des idées qui ne sont pas les siennes et présenter des résultats obtenus par d'autres.** Le seul apport se limite à la sélection des informations, à l'analyse et à la confrontation de ces informations issues de différents documents. **De cette confrontation doit sortir un texte clair, concis et objectif.**

Comptes rendus, procès-verbaux

▶ ***Quelles définitions peut-on donner du compte rendu et du procès-verbal ? Quelles sont les principales règles de rédaction et de présentation à respecter ?***

I. Rendre compte

A. Le compte rendu

- C'est un document qui relate des événements, des faits, des activités, de manière plus ou moins détaillée, mais objective.
- L'impartialité du rédacteur est la règle.
- Sa fonction est :

– d'informer les personnes absentes ou extérieures ;
– et/ou de garder une trace.

- De nombreux types de comptes rendus sont réalisés : compte rendu d'activité, compte rendu de réunion, compte rendu opératoire, compte rendu de conseil d'administration…
- Le compte rendu se différencie du rapport qui comprend une analyse de la situation, suivie d'une argumentation qui débouche sur des propositions et implique donc son rédacteur.

B. Le procès-verbal

- C'est un document qui rapporte exactement ce qui a été vu, constaté, entendu, décidé.
- La spécificité du procès-verbal tient à la qualité de son rédacteur qui est :

– soit un officier public : commissaire, huissier, juge ; ex. : procès-verbal de placement judiciaire d'un mineur ;
– soit un spécialiste : expert, inspecteur, secrétaire de commission, etc. ; ex. : procès-verbal d'expulsion.

C. Le rapport : le résultat de recherches

Le rapport est un document rédigé à la demande d'une autorité hiérarchique ou à l'initiative d'un collaborateur. Il communique le résultat d'une étude et débouche sur un avis motivé ou sur des propositions susceptibles d'améliorer la situation examinée.

- Les recherches peuvent être de deux sortes. Il peut s'agir de collecter l'information sur le terrain, au sein d'un service par exemple, en s'appuyant sur des interviews, voire sur un questionnaire. Les recherches peuvent également passer par une prise de connaissance des écrits existants sur le sujet, écrits publics mais aussi internes à l'institution.

• La forme d'un rapport doit :
– privilégier les phrases courtes en limitant le recours aux pronoms relatifs ;
– choisir un vocabulaire précis et éviter les anglicismes et les expressions dérivées du langage oral ;
– soigner les titres et les articulations entre les paragraphes.

II. Rédiger

A. Le plan

Il comprend :
– un exposé court qui précise l'objet, les circonstances de temps, le lieu et le nom des personnes concernées ;
– un développement relatant les faits par ordre chronologique ou par thème ;
– une conclusion facultative.

B. L'expression

• Le style est concis et impersonnel. Le ton est neutre, l'auteur ne prend pas parti. Le présent de l'indicatif est utilisé.
• Le vocabulaire est clair et précis.

III. Présenter : les éléments de présentation

La présentation n'est pas normalisée. Comptes rendus et procès-verbaux contiennent les mêmes éléments, mais un procès-verbal est signé.

Mentions obligatoires	Mentions facultatives	Mentions interdites
– entête réduite – titre, objet, date – signature de l'auteur	– nom du rédacteur – date de rédaction – le ou les destinataires pour le compte rendu	– titre de civilité – formule de politesse

La théorie des organisations

▶ ***Quelle est l'origine du concept ? Quel est le sens du terme organisation ?***

I. L'origine du concept

A. Les précurseurs

• Les premières études sociologiques du phénomène organisationnel apparaissent vers la fin du XIXe siècle. Elles sont liées à un double mouvement : le développement des grandes industries et des bureaucraties, la constitution de la sociologie comme corps de connaissance distinct.
• En Allemagne, **Max Weber** analyse le phénomène bureaucratique.
• Aux États-Unis, **Frederick Taylor**, ingénieur et économiste, développe une théorie normative de l'organisation : le Taylorisme.
– En France, **Henri Fayol**, ingénieur, s'intéresse aux différents types d'administrations. Il cherche les procédés de gestion qui sont les mieux adaptés pour établir une administration optimale. Il est considéré comme le père du management moderne.

B. Des approches multiples

• La théorie des organisations s'est développée tout particulièrement dans les années trente. Elle s'est alors constituée en discipline scientifique autonome, regroupant des chercheurs des diverses branches des sciences humaines : psychologues et psychosociologues, sociologues, économistes, juristes et historiens, spécialistes du management.
• La sociologie des organisations est une branche de la sociologie qui étudie comment les acteurs construisent et coordonnent des activités organisées.
• On peut également la définir comme une science sociale qui étudie des entités particulières nommées organisations, et qui applique les méthodes sociologiques à l'étude de ces entités.
• Elle fait partie de l'ensemble plus global de la théorie des organisations.

II. Le sens du terme organisation

Le terme organisation peut avoir trois sens distincts :
– un regroupement d'humains qui coordonnent leurs activités pour atteindre certains buts ;
– les diverses façons par lesquelles ces groupements structurent les moyens dont ils disposent pour parvenir à leurs fins ;

– l'action d'organiser, ou encore le processus qui engendre les groupements ou les structures organisationnelles.

III. Les causes de la théorie des organisations

L'étude des organisations répond à une triple exigence :
– il est essentiel d'analyser et de comprendre le fonctionnement des groupements humains ;
– il importe de comprendre la logique qui est derrière la diversité organisationnelle. Il y a autant de formes spécifiques d'organisations que d'objectifs justifiant l'action collective : économique, sociale, politique, religieuse, écologique, caritatives, etc.
– la diversité organisationnelle est aussi liée à leur degré de complexité et à d'autres paramètres : taille, technologie, contexte…

IV. Des champs d'étude

La sociologie des organisations soulève certaines problématiques, qui sont souvent liées aux tensions qui affectent les organisations. Par exemple :
– **la cohésion** : comprendre comment les organisations parviennent à maintenir leur structure et leur identité, malgré les tensions internes et externes qu'elles subissent ;
– **l'étude de la structure formelle et informelle** : chercher à clarifier les liens entre la structure formelle et les relations sociales informelles au sein des organisations ;
– **l'adaptation** : comprendre comment et pourquoi la structure formelle évolue, à travers les processus qui gouvernent la création et la modification des règles ;
– **la hiérarchie et les relations de pouvoir** : les thèmes abordés sont l'autonomie des acteurs, les différents types d'organisation (matricielle, horizontale, pyramidale), la gestion du pouvoir, la répartition des ressources, la négociation, etc. ;
– le lien social et identitaire, ainsi que les phénomènes culturels ;
– l'étude de la circulation de l'information et les outils de communication ;
– les situations conflictuelles ou pathologiques. Conflits syndicaux, situation de stress, précarité, phénomène du placard, baisse de la productivité, recherche des causes des blocages au sein des organisations, etc.

L'approche systémique d'une organisation

▶ ***Que signifie l'approche systémique ? Quels sont ses principes ?***

I. Historique

A. Un courant récent

• La théorie des systèmes a été fondée entre les années 1940 et les années 1970.
La démarche systémique actuelle est associée à la mondialisation qui mène à la prise de conscience de la complexité des sociétés humaines et des organisations.

• L'approche systémique est fondée sur de nouvelles représentations de la réalité, prenant en compte l'instabilité, la fluctuation, le désordre, le flou, l'ouverture, la créativité, la contradiction d'une organisation.

• Elle a évolué vers l'étude de la complexité, avec une attention particulière aux systèmes dynamiques (= évolutifs). Elle a donné lieu à de nombreuses applications en particulier dans le management des entreprises du secteur sanitaire et social.

B. Définition

• L'approche systémique, parfois nommée analyse systémique, est un champ interdisciplinaire relatif à l'étude d'une organisation.

• Dans certains cas, le schéma de causalité linéaire n'est pas opérant pour rendre compte du fonctionnement d'un ensemble. La démarche globale consiste à s'attacher davantage aux échanges entre les parties du système qu'à l'analyse de chacune d'elles.

• Pour rendre compte de la complexité, la systémique impose l'appréhension concrète de concepts qui lui sont propres : vision globale, système, niveau d'organisation, interaction, rétroaction, régulation, finalité, évolution.

• La systémique fait appel à des concepts spécifiques généraux (la complexité, la globalité, l'interaction, le système) et des concepts techniques, orientés vers l'action (la structure et les niveaux d'organisation, l'information, la finalité, la rétroaction, la causalité circulaire, la régulation).

II. Les principes

A. La globalité

• L'approche systémique implique de considérer l'organisation dans son ensemble du fait des interactions multiples et variées qui la parcoure.

• La globalité exprime à la fois l'interdépendance des éléments du système et la cohérence de l'ensemble.

B. L'interaction

• La notion d'interaction déborde largement la simple relation de cause à effet.

• La complexité est contenue dans chaque relation entre les constituants du système qui se traduit souvent dans les systèmes complexes, par un rapport d'influence ou d'échange portant sur des flux d'information.

• Avoir un regard systémique consiste ici à se centrer sur la structuration des contenus. On s'attache au « comment » se déroulent les échanges par rapport à un objectif et non à leur objet ou à l'analyse des causes de leur fonctionnement.

C. Exemple

• Les problèmes rencontrés dans une organisation ne peuvent pas être attribués uniquement aux individus concernés. Le système d'interaction, autour de ces individus, dans son ensemble est responsable de ces situations.

• La communication a un sens beaucoup plus large que son sens habituel, restreint aux paroles, aux écrits et aux paralangages, échanges essentiels du niveau interpersonnel. Dans l'approche systémique, toutes les actions et conduites des acteurs sociaux sont intégrées ainsi que toutes les non-communications.

• Cette approche consiste d'abord à expliciter, sous forme de schémas d'interactions, les principales communications internes d'une organisation. Elle consiste, ensuite, à analyser le fonctionnement de ces noyaux stables d'échanges pour faire ressortir les problèmes latents et les valeurs émergentes des systèmes qui orientent et freinent les évolutions.

La connaissance d'une organisation

▶ ***Comment définir les organisations sanitaires et sociales ? Quels sont les éléments permettant de décrire une organisation ?***

I. La notion d'organisation sanitaire et sociale

• Le terme organisation désigne à la fois l'ensemble organisé et l'action d'organiser.
• Les organisations sanitaires et sociales sont des groupes de personnes, constitués et structurés, dans le but d'atteindre un objectif en relation avec la santé et/ou l'action sociale.
• Les missions d'une organisation découlent de l'objectif qu'elle s'est fixée. Elles peuvent être définies par des textes (ex. : missions de service public d'un établissement public hospitalier).
• Les activités sont les actions que l'organisation met en place pour accomplir ses missions.
• La fonction est le rôle que joue l'organisation dans l'ensemble dont elle fait partie.

II. L'étude d'une organisation

• Plusieurs méthodes d'approches complémentaires sont pratiquées :
– l'approche systémique, l'organisation étant perçue comme un système à prendre en compte dans sa totalité, sa complexité et ses dynamiques propres ;
– l'approche analytique, à partir de l'étude de chacun de ses éléments constitutifs.
• Différentes sources d'information peuvent être utilisées :
– les documents officiels (statuts, règlement intérieur, rapports d'activité, conventions collectives, chartes,...) ;
– les documents de communication externe (livret d'accueil, site web, supports de communication,...) ;
– les documents de communication interne (journal interne, compte rendu de réunions, charte graphique,...).
– le recueil d'information auprès du personnel et des usagers.

III. La description d'une organisation

Types de caractéristiques	Éléments descriptifs
Situation	Historique Situation géographique Statut juridique (public/privé) Environnement culturel
Missions	Objectifs Missions Activités
Usagers	Caractéristiques (démographiques, sociologiques) Besoins/réponses apportées
Structure physique et technique	Capacité d'accueil Locaux Équipement (professionnels et usagers)
Structure fonctionnelle	Type de services Organisation hiérarchique Organisation administrative (organes délibératifs et consultatifs) Organisation financière
Personnel	Statut Nature du poste de travail Relations professionnelles
Partenaires	Organismes de tutelle, de financement Organismes de prise en charge (caisses de Sécurité sociale, mutuelles) Associations d'usagers

IV. Évaluation de l'activité et du fonctionnement

• Plusieurs indicateurs mesurent les variables des activités d'une organisation. On distingue :
– les indicateurs descriptifs (ex. : nombre de chambres) ;
– les indicateurs de fonctionnement (ex. : durée de séjour) ;
– les indicateurs économiques (ex. : prix de journée).
• Pour mesurer son fonctionnement est utilisé le rapport d'activité.

Les organigrammes de structure

▶ ***Comment schématiser la structure d'une organisation ? Quels sont les types d'organigrammes ?***

I. Présentation d'un organigramme

• Un organigramme est une représentation graphique de la structure d'une organisation qui permet de visualiser les divers éléments qui la composent et leurs rapports respectifs.
• La lecture d'un organigramme se fait de haut en bas.
• L'organigramme se compose :
– de cartouches qui sont des rectangles entourant les organes de l'organisation (services, professionnels, fonctions) ;
– de lignes horizontales sur lesquelles se trouvent les organes situés sur un même niveau hiérarchique ;
– de lignes verticales représentant les relations hiérarchiques ;
– de traits reliant les cartouches : tracés continus pour les relations hiérarchiques, pointillés pour les relations fonctionnelles ;
– d'éléments complémentaires : titre, date, éventuellement sources, légende, notes.

II. Les structures des organisations représentées

La structure de l'organisation détermine sa représentation graphique. Peuvent être identifiés :
– des organes : ce sont des services ou des professionnels assurant différentes fonctions ;
– des relations entre les organes de la structure. Elles sont hiérarchiques ou fonctionnelles.

III. Les différents types de représentation

A. Les organigrammes classiques

• L'organigramme normalisé suit des codes très précis imposés par la norme.
• D'autres formes d'organigrammes sont utilisées, comme l'organigramme imagé ou l'organigramme en étoile.

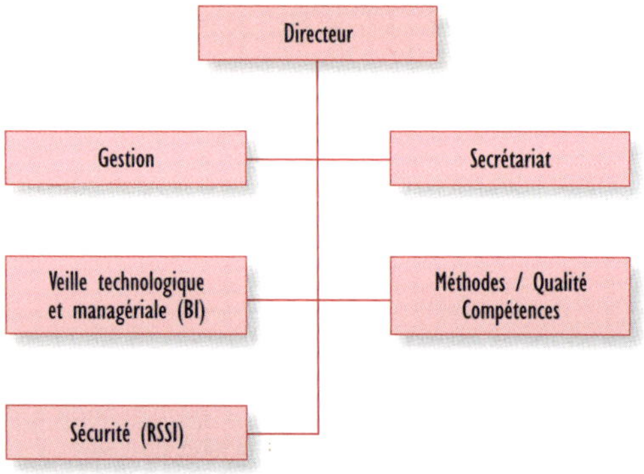

IV. Élaboration d'un organigramme

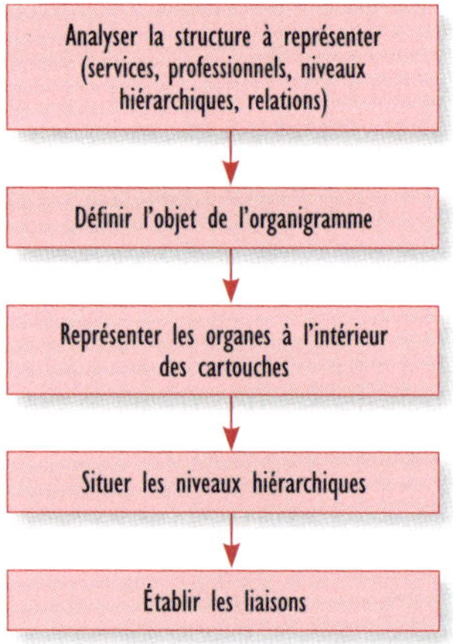

Les activités professionnelles

▶ ***Comment analyser une activité professionnelle ? Comment identifier un poste de travail ? Comment définir un profil de poste ?***

I. L'analyse d'une activité professionnelle

A. Définition

• Une activité professionnelle est un ensemble de tâches concourant à un objectif précis et se reproduisant régulièrement.

• La tâche est l'unité élémentaire de l'activité.

B. La méthode d'analyse

La méthode QQOQCP permet de définir l'objet de l'activité, son but, sa fréquence, les acteurs concernés (décideurs, exécutants, collaborateurs, bénéficiaires), les locaux, les conditions de réalisation.

C. Les outils d'analyse

• La fiche d'analyse d'activité est un tableau qui recense les tâches d'une activité en mettant en évidence, pour chacune d'entre elles, son déroulement et le matériel nécessaire à sa réalisation.

• La fiche de répartition des tâches est utilisée lorsqu'une même activité est prise en charge par plusieurs professionnels.

• Le logigramme s'inspire de la programmation informatique pour visualiser l'enchaînement logique d'opérations et/ou d'actions en fonction de choix et/ou de décision.

II. Le poste de travail

A. Identification du poste de travail

Un poste de travail est identifié par :

– l'intitulé du poste, l'organisme employeur ;

– les missions, les principales activités ;

– l'environnement : conditions physiques (locaux, environnement,…), conditions techniques (matériel, outils informatiques,…), conditions organisationnelles (horaires, congés, relations de travail…).

B. Profil de poste

• L'analyse du poste de travail permet l'identification des qualités nécessaires pour occuper le poste de travail.

• Le profil de poste par compétences consiste à faire l'inventaire des compétences (exprimées en termes de tâches ou d'habiletés) qui sont requises pour un poste ou un emploi donné. Ce document peut donc servir à l'élaboration d'une description de poste, à son évaluation et à sa classification.

• Un profil de poste par compétences est habituellement constitué des éléments suivants :

– une description des champs de responsabilités (ou champs de compétences) du poste ;

– la liste des tâches relatives à chaque champ de responsabilités ;

– une norme de performance (c'est-à-dire un niveau attendu d'autonomie) pour chacune des tâches ;

– les compétences clés du poste (c'est-à-dire les compétences jugées les plus pertinentes d'un point de vue organisationnel).

• Les profils de compétences par poste constituent la base de la plupart des systèmes de gestion et de développement des ressources humaines. Ils servent à élaborer ou à réviser des descriptions de poste, et peuvent être utilisés pour définir des normes de progression de carrière, identifier des besoins d'apprentissage, acheter ou développer des programmes et activités d'apprentissage et recruter de nouveaux effectifs.

Le processus de la communication

▶ ***Peut-on représenter le processus de la communication sous forme d'un schéma ? Quels sont les éléments le composant ? Quels sont les facteurs influençant la communication ?***

I. Le schéma de la communication

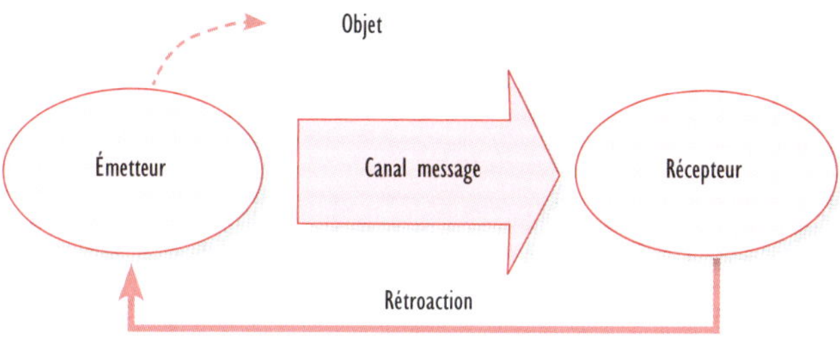

• L'émetteur est à l'origine de la transmission de l'information. Il transmet ses idées sous une forme compréhensible par le récepteur et compatible avec le moyen utilisé pour le transmettre. C'est le codage du message qui sera décodé par le récepteur.
• Le récepteur est le destinataire de l'information.
• Le message est le contenu de ce que l'on transmet. Il contient un ensemble d'informations codées : langage verbal (mots, syntaxe), langage non verbal (gestes, mimiques), images, sons.
• Le canal comprend les moyens permettant la transmission : supports (affiche, lettre, entretien…) et voie de transmission (téléphone, service postal…). Il varie selon les organes des sens sollicités. On parle de canal oral, écrit, visuel, tactile.
• La rétroaction est constituée des propos et attitudes du récepteur qui renseignent l'émetteur sur l'effet du message. Elle peut entraîner une réaction en retour de l'émetteur.

II. Les facteurs de la communication

A. Les facteurs liés à la personne

• Ils tiennent aux statuts familiaux, professionnels, sociaux des personnes mises en relation et à leur état affectif (émotions, sentiments) : un malade, une personne exclue, un enfant scolarisé, un chômeur, etc.

• Leur système d'appartenance, qui correspond à l'ensemble des groupes auxquels la personne appartient et qui se constitue autour de caractères communs, tels que l'âge, le sexe, la situation familiale, la profession.

• Leur système de référence, qui dépend du statut et qui est un ensemble de comportements, d'attitudes et de valeurs que la personne adopte et que les autres attendent d'elle.

B. Les facteurs liés aux finalités de la communication

• Toute communication a un but apparent qui correspond aux raisons pour lesquelles il y a échange. Il peut y avoir des finalités secondaires, mais elles sont plus difficiles à percevoir.

• L'objet de la communication touche le plus souvent à la vie privée des personnes et exige des garanties de confidentialité.

C. Les facteurs liés au contexte

• Le contexte institutionnel : type d'institution (hôpital, service social, réseaux de soins, etc.).

• Le contexte spatial : aménagement et taille des locaux, localisation sur place ou à distance des interlocuteurs.

• Le contexte temporel : heure, date, période, durée.

Les situations de communication

▶ ***Comment caractériser les acteurs des situations de communication ? Quel est le contexte institutionnel des situations de communication du secteur sanitaire et social ?***

I. Les acteurs de la communication

A. Les caractéristiques des interlocuteurs

• Les professionnels du secteur sanitaire et social sont principalement les personnels médicaux, paramédicaux, éducatifs, administratifs et les travailleurs sociaux.

• Les usagers sont des personnes, qui en raison de leur situation (maladie, dépendance, précarité, vieillesse), utilisent les services sanitaires et sociaux.

B. La typologie des communications

On distingue :

– les communications interpersonnelles : elles mettent en relation deux personnes (ex. : situation d'accueil, entretien téléphonique) ;

– les communications de groupe : elles mettent en relation une personne ou plusieurs individus constituant un groupe (ex. : réunion) ;

– les communications de masse : elles mettent en relation une ou plusieurs personnes avec un groupe inconnu, de taille importante (ex. : télévision, tract,…).

C. Le statut des interlocuteurs

• Le statut social est la position occupée par une personne dans l'ensemble des relations sociales qui l'amène à jouer plusieurs rôles dans la vie sociale (familiale, professionnelle, associative, etc.).

• Le statut professionnel est défini par l'organisme employeur, la formation reçue, le diplôme reconnu et le type d'emploi exercé.

II. L'objet de la communication

• L'objet de la communication et la raison qui entraîne les relations entre professionnels et/ou usagers. Il touche le plus souvent la vie privée des individus. Ex. : une communication téléphonique pour demander un résultat d'examen médical.

• Il entraîne la poursuite d'objectifs liée aux actions à mener. Ex. : demander des renseignements pour un placement d'une personne âgée.

• L'objectif est atteint si le résultat de l'action obtenu correspond au résultat attendu. Ex. : obtenir des informations précises sur les modalités du placement.

III. Les niveaux de communication

On distingue :
– la communication interne quand les partenaires sont à l'intérieur de l'institution ;
– la communication externe quand les messages sont échangés entre l'institution et l'extérieur ou inversement.

IV. Les formes de la communication

Elles varient selon plusieurs critères :

– le mode de transmission
→ communication orale
communication écrite
communication visuelle

– le langage utilisé
→ langage verbal (écrit ou oral)
langage non verbal

– l'espace
→ communication directe
communication à distance

– le temps
→ communication instantanée
communication différée

Les fonctions de la communication interne et externe

▶ *Quelles sont les fonctions de la communication interne ? quelles sont les fonctions de la communication externe ? Quels sont les enjeux dans le secteur sanitaire et social ?*

I. Des techniques de gestion des institutions

La communication est un ensemble de techniques et de technologies de gestion du social. Les actions concrètes mises en œuvre par ces techniques s'articulent autour de trois grandes finalités :
– forger une identité forte et valorisée de l'institution ;
– favoriser l'émergence d'un nouveau management du travail ;
– participer à la modernisation des structures, des conditions de travail, des modes de fonctionnement, etc.

II. La communication interne

A. Définition

• La communication interne est l'ensemble des actions d'information et de communication réalisées par le management (la hiérarchie), qui met en œuvre les principes d'une politique de communication de l'institution.

• Ses actions visent à faciliter l'adhésion des personnels aux valeurs et aux objectifs de l'entreprise, à motiver, à renforcer le travail en commun, et cela, pour permettre aux individus de trouver le sens de leurs actions dans leur milieu de travail.

B. Les buts

• La communication interne accompagne la stratégie de l'organisation : restructurations, regroupements, modernisation. Elle explique afin de faciliter le changement, atténuer les réactions de résistance des salariés.

• Elle met en commun un langage, un ensemble de valeurs afin de développer une appartenance à l'institution.

• Elle s'appuie sur des outils : journal interne, lettre d'information, messagerie intranet, réunions, etc.

C. Les niveaux de communication

• La communication descendante

La communication interne vise à fédérer les membres du personnel. Dans ce but, elle communique par exemple la politique de l'établissement, ainsi que les contrats d'objectifs au sein de chaque unité d'un hôpital.

- **La communication ascendante**

La communication ascendante permet à chacun de s'exprimer et ainsi de se situer dans l'entreprise (ex. : groupes de créativité).

- **La communication transversale**

Il s'agit des liens entre les unités. Sa qualité est liée à la qualité du management. Le but est d'éviter de faire remonter tout problème relationnel jusqu'au sommet, afin de gagner du temps et de l'efficacité.

III. La communication externe

- La communication externe comprend toutes les communications destinées à valoriser, aux yeux de différentes cibles, l'institution elle-même : son image, ses missions, ses personnels.
- Ses outils sont les communiqués de presse, dossiers de presse, point presse, etc.

IV. Les enjeux

- La communication dans les institutions sanitaires et sociales constitue un enjeu majeur. Dans une vision globale et dynamique de l'établissement sanitaire ou social et du personnel, la communication est un outil de transformation au sein des équipes de travail afin que le système de santé puisse s'adapter aux contraintes de la société d'aujourd'hui (meilleure sécurité et qualité, prise en compte des besoins du patient, etc.).
- L'introduction des nouvelles technologies de l'information dans les organisations (messagerie électronique, intranet, accès à des news groups, etc.) modifie les situations de travail.

La définition de projet

▶ ***Comment définir le projet ? Quelles sont les étapes de la démarche de projet ?***

I. Le concept de projet

• Le mot projet désigne un ensemble d'intervenants, de moyens d'actions, constitués pour apporter une réponse à un besoin.
• Le projet :
– est une anticipation d'une ou de plusieurs actions ;
– s'inscrit dans une perspective de changement ;
– est situé dans le temps.
• La démarche de projet fournit un cadre méthodologique pour atteindre un but fixé, à travers la réalisation d'une succession d'actions.

II. Les acteurs

• Ils sont multiples : initiateurs du projet, concepteurs, réalisateurs, partenaires financiers, bénéficiaires.
• Des conventions peuvent être signées pour fixer la répartition des rôles.

III. Les outils

Des outils de créativité et d'organisation sont utilisés à chaque étape de la démarche tels que remue-méninges, questionnaire, interview, diagramme causes-effets, tableau/graphique, grille d'observation, etc.

IV. L'analyse

Avant d'entreprendre un projet, il est indispensable de passer au préalable par une phase d'analyse du contexte de l'action. L'analyse de la situation est une phase exploratoire qui permet d'identifier les besoins d'un groupe, et à partir de laquelle il est possible de dégager les priorités d'actions (ex. : besoins de santé d'une communauté scolaire).

V. Les étapes de la démarche

Étapes	Questions	Outils, démarches
1. Émergence d'une idée	• Que faut-il résoudre ? • À quels besoins faut-il répondre ? • Quelle(s) production(s) attendre ?	• Recherche d'information
2. Analyse de la situation – Formalisation des objectifs – Inventaire des stratégies – Étude de la faisabilité	• Quel(s) objectif(s) atteindre ? • Quelles ressources employer ? • Quelles contraintes prendre en compte ? • Quelles stratégies, quelles pistes envisager ?	• Brainstorming • QQOQCP • Outils de résolution de problème • Fiche de faisabilité
3. Choix d'une stratégie	• Quel plan d'action adopter ? • S'accorde-t-il avec l'objectif ? • Est-il réaliste ? • Quel cahier des charges établir ?	• Fiche d'appréciation collective du projet • Cahier des charges
4. Montage et planification du projet	• Quelles sont les étapes (activités, productions attendues) ? • Comment les organiser : acteurs (rôle, responsabilité) • Comment les hiérarchiser ? • Quelle évaluation prévoir ?	• Document descriptif du projet • Planning
5. Mise en œuvre du projet	• Comment suivre le projet ? • Quels indicateurs de réussite choisir ? • Quelle régulation, quels ajustements apporter ? • Comment garantir la cohérence entre les mises en œuvre et les objectifs ?	• Travail en équipe • Fiches de suivi des activités • Bilans intermédiaires • Cahier de bord • Grilles de suivi
6. Bilan	• Comment évaluer le projet ? • Comment rendre compte du projet : déroulement, résultats… ?	• Fiche d'appréciation collective du projet • Fiches d'évaluation • Grilles de communication orale • Synthèses écrites

La démarche de projet : fixer des objectifs

▶ ***Quels sont les types d'objectifs ? Comment les fixer ?***

I. Définition

• Un objectif est la formulation d'un but à atteindre. Il explicite les résultats escomptés du projet. Il indique le sens du projet, contribue à mobiliser l'équipe et les partenaires et est repris lors de la communication sur le projet.

• Il existe plusieurs niveaux d'objectifs, dont les principaux sont l'objectif général, l'objectif spécifique et les objectifs opérationnels.

II. Les objectifs

A. Les différents niveaux

• **L'objectif général** porte sur le projet dans son ensemble. Formuler un objectif de manière claire, concise et compréhensible par tous est une étape essentielle.

• **L'objectif spécifique** (également appelé objectif stratégique) précise un aspect de l'objectif général. Il permet de spécifier l'objectif général afin de pouvoir déterminer les objectifs opérationnels en fonction d'un public, d'un milieu, d'un niveau d'intervention.

• **Les objectifs opérationnels**, plus concrets, permettent d'atteindre l'objectif général. Ils annoncent les actions à réaliser. Ils doivent être mesurables et prendre en compte la réalité.

Au terme de l'action, lors de la phase finale de l'évaluation, il doit être possible de dire dans quelle mesure ces objectifs opérationnels ont été réalisés.

Les objectifs opérationnels définis au début de l'action peuvent être réajustés au cours du déroulement du projet, en fonction de son avancée. Les objectifs sont notamment réajustés lorsque l'évaluation du processus met en évidence un changement de situation ou une difficulté qui n'avait pas été prévue au départ.

B. Les objectifs SMART

Il s'agit de vérifier si les objectifs du projet sont :
– spécifiques : l'objectif est précis et sans équivoque ;
– mesurables ;
– indicateurs ;

– ambitieux;
– réalistes : prend en compte les moyens, les compétences disponibles et le contexte;
– définis dans le temps : durée, date butoir, étapes.

III. Exemple

EXEMPLE : PROJET DE PROMOTION DE LA SANTÉ ET DE PRÉVENTION DES MALADIES

	Prévention	Promotion
Objectifs	Réduire les problèmes de santé et les facteurs de risque. Protéger les individus et les groupes.	Agir sur les déterminants de la santé.
Personnes concernées	Individus à risque. Groupes à risque.	Population générale incluant des groupes particuliers. conditions fondamentales qui influencent la santé mentale.
Modèles	Santé publique : action dirigée vers les facteurs de risque. Clinique : action dirigée vers l'éradication des problèmes.	écologique : action dirigée vers des systèmes multiples et interdépendants. Socioculturel : action dirigée vers les processus culturels et sociaux d'amélioration de la santé.
Stratégies	traitement, dépistage, réadaptation. Prévention des rechutes.	Éducation. Marketing social. organisation communautaire. Communication. Action politique.
Rôles des intervenants	Prévenir, traiter et réadapter. Importance de la compétence.	Redéfinition du rôle des intervenants. Partage des rôles et des responsabilités entre intervenants et communauté. Pouvoir d'action des individus et des communautés.

Planification et suivi de projet

▶ ***Qu'entend-on par planification ? Quels sont les outils de planification et de suivi ? Quels sont les financements ?***

I. La démarche de planification

• Elle permet de prévoir tous les éléments nécessaires au bon déroulement du projet :
– l'organisation ;
– les besoins et les ressources (moyens humains, financiers, matériels) ;
– l'inscription dans le temps (début, étapes intermédiaires et fin de projet).

• Élaborée en concertation avec les acteurs concernés, la planification est un outil d'aide à la décision.

II. Les éléments de planification

Questions à résoudre	Étapes	À faire
Pourquoi, pour qui une action ?	Analyse de la situation et de la commande.	Connaître la population dans l'environnement. Les services et les structures.
Que faire ? Avec quels moyens ? Qu'est-ce qui est possible ?	Choix des priorités d'action.	Critères de choix : pertinence, faisabilité.
Dans quel but ?	Définition des objectifs.	Objectifs généraux et spécifiques.
Comment faire : avec qui, à quel coût, quand ?	Définition de la stratégie.	Méthodes et moyens y compris pour évaluer.
Comment faire ce qui a été décidé ?	Mise en place de l'action.	Animation, réalisation, coordination.
Qu'est-ce qui s'est passé ?	Bilan de l'action.	Rédaction du rapport final.

La démarche de suivi consiste à comparer en temps réel l'avancée du projet en fonction des éléments établis lors de la planification.
À partir d'outils de suivi (journal de bord, calendrier prévisionnel…) le suivi du projet est effectué régulièrement par l'équipe projet, selon une périodicité prévue lors de la phase de planification.
Ce suivi permettra de recueillir les éléments contributifs à l'évaluation du processus. Il aidera également l'équipe à définir les moments les plus appropriés pour communiquer sur l'action.

III. Le financement

Les organismes financeurs

• L'État

Il finance de nombreux projets selon la thématique. Exemples : la Délégation interministérielle à la ville (Div), la Mission interministérielle de lutte contre les drogues et la toxicomanie (Mildt).

• Les organismes de protection sociale

Le réseau de l'assurance maladie – caisses primaires d'assurance maladie et Union régionale des caisses d'assurance malade (Urcam) attribue des subventions dans le cadre du Fonds national de prévention d'éducation et d'information en santé (FNPEIS) ou des crédits spécifiques pour des actions particulières.

• Le réseau de la Mutualité sociale agricole (MSA).

• La mutuelle générale de l'éducation nationale (MGEN).

• La fédération nationale de la mutualité française (FNMF).

• Les collectivités territoriales : le conseil régional, le conseil général, les municipalités.

• Les autres

En fonction des thématiques, on peut faire appel à d'autres ministères, à des fondations et/ou répondre à des appels à projet.

L'évaluation d'un projet

▶ ***Qu'est-ce que l'évaluation ? Quels sont les types d'évaluation d'un projet ?***

I. L'évaluation

A. Définition

L'évaluation est un outil de travail au service du projet qui permet de mesurer les résultats qualitatifs et quantitatifs en fonction des objectifs énoncés. C'est une réflexion et une remise en question qui accompagne le projet.

B. La démarche

• La démarche d'évaluation commence au moment de l'élaboration du projet. Dès la définition des objectifs, ce que l'on veut évaluer et les critères à retenir doivent être définis.

• L'évaluation produit de la connaissance sur l'action, donne des éléments de jugement, de valorisation, voire de négociation. Elle permet d'avoir une idée des effets de l'action, ou de l'implication des partenaires dans le projet, ou encore de la façon dont les moyens ont été utilisés…

C. Les outils

• Informations d'origine externe : enquêtes de satisfaction, enquêtes d'image, prise en compte et analyse des plaintes d'usagers, compte rendu d'inspection et de contrôle, rapports d'audit qualité…

• Informations d'origine interne : projet institutionnel, enquêtes de satisfaction, résultats des auto-évaluations, indicateurs et tableaux de bord, procédures formalisées, recueil d'information.

D. L'objet

L'évaluation permet de :

– mesurer le degré de réalisation des objectifs opérationnels ;
– suivre l'action pour l'améliorer ;
– analyser, exploiter et valoriser le projet ;
– légitimer l'action ;
– justifier l'utilisation des crédits et/ou obtenir des financements ;
– déterminer si les moyens ont été utilisés de façon adéquate (moyens humains, matériels, logistiques, financiers…).

II. Les types d'évaluation

L'évaluation peut porter sur le processus ou sur les résultats.

• **L'évaluation du processus** se concentre sur la mise en œuvre des mesures et sur le déroulement du projet. Elle est l'occasion de s'interroger sur l'organisation de l'équipe, la forme des interventions, le calendrier…
Elle favorise le réajustement en fonction de besoins émergents et des résultats escomptés. Il s'agit de se donner les moyens d'identifier les freins, de pouvoir ajuster et modifier une situation, de changer les modalités de travail pour lever d'éventuels blocages.
• **L'évaluation des résultats** rend compte de l'atteinte des objectifs fixés au départ. Elle apporte des éléments nécessaires à la poursuite du projet, à son orientation et à sa reproductibilité. Cette évaluation permet d'identifier les lacunes du projet et contribue à modifier les objectifs, à changer les activités proposées ou à impliquer différemment les partenaires.

III. Les formes de l'évaluation

L'auto-évaluation (ou évaluation interne) est réalisée au sein de l'équipe de projet.
L'évaluation par un (ou des) tiers est confiée à un prestataire extérieur donc c'est le domaine d'expertise.

IV. Les étapes de l'évaluation

Schématiquement, on peut distinguer quatre grandes étapes.
1re étape : le préalable
Constituer un comité d'évaluation.
Formuler les questions auxquelles doit répondre l'évaluation.
2e étape : la préparation
Définir les objectifs de l'évaluation, choisir les méthodes.
Définir les critères et les indicateurs.
Choisir les modalités de recueil des données.
3e étape : la réalisation
Recueillir des données, analyser les données et établir des recommandations.
Rédiger le rapport d'évaluation.
4e étape : la valorisation
Communiquer sur l'évaluation.
Prendre en compte les recommandations.

Mise en page : ici & ailleurs
Les Éditions Foucher – 58, rue Jean-Bleuzen 92178 Vanves – Février 2011 – 01 – MV-AMS/SM
Imprimé en France par EMD S.A.S. – 53110 Lassay-les-Châteaux – N° d'imprimeur : 24046